ワードマップ

グラウンデッド・セオリー・アプローチ　改訂版

理論を生みだすまで

戈木クレイグヒル 滋子

新曜社

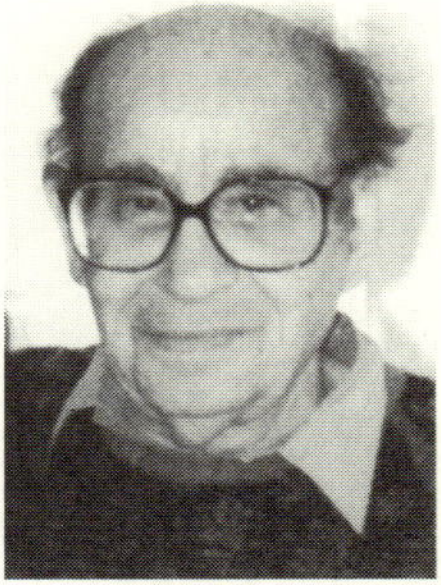

アンセルム・ストラウス先生
（1996 年 8 月）

改訂版にあたって

質的研究を、勘やセンスだけでおこなえるものだと誤解している方が少なくないのですが、それらだけで概念を正確に把握することは難しいと思います。もちろん勘やセンスは大切ですが、それは分析の基礎となる知識や技法を身につけた上での話です。概念を抽出したり、名前を付けたり、概念どうしの関係を突きとめたりという一連の分析作業は、じつは定式化された技法を組み合わせたものです。この本では、それらの技法を紹介します。

紹介する技法は、『ストラウス版のグラウンデッド・セオリー・アプローチ』を基盤にしつつ変更した方が使い勝手が良くなると思う部分に修正をくわえたバージョンです。大きな変更点としては、**プロパティ**と**ディメンション**を軸にした分析をオリジナル版以上に強調し、**カテゴリー関連図**を描くことによって現象を把握するという技法をくわえました。

グラウンデッド・セオリー・アプローチは、現象を構成する複数のカテゴリー（概念）を把握し、カテゴリー同士の位置関係を明確にすることによって理論を作り上げようとする方法です。カテゴリーはデータの中に目に見える形で転がっているわけではないので、プロパティとディメンションという手がかりを使って把握します。**プロパティ**は分析者の視点を示すもの、**ディメンション**はプロパティから見た概念の範囲を示すものです。

プロパティとディメンションを用いてカテゴリーを把握したら、続いてカテゴリー同士をプロパティとディメンションで結びつけることによって変化のプロセスを示した**カテゴリー関連図**を描いて現象を把握します。カテゴリーの関連を可視化することによって、解釈の根拠を論理的に示し、分析者の思考の道筋を他者と共有できます。くわえて、ディメンションの位置が変化したときに、カテゴリー同士の関係がどう変わるのかというプロセスまでも推測することができます。つまり、プロパティとディメンションによって、従来、分析作業の中でブラックボックスと呼ばれていたものの一部が、他者と共有できるようになるわけです。

本書は8章で構成されています。まず、1章でグラウンデッド・セオリー・アプローチの大まかな見取り図を示し、2章では先行研究のクリティークを基にしてリサーチクエスチョンを立て、データ収集をおこなうまでの作業を説明します。

3章から6章までには分析の方法を紹介します。まず3章では分析の概要を、4章ではグラウンデッド・セオリー・アプローチで用いる概念と、それらを使って現象をどう把握するのかにくわえ、プロパティとディメンションが担う役割を説明します。続く5章ではプロパティとディメンションを増やすための技法を説明し、6章ではプロパティとディメンションを用いてカテゴリーを関連づけ、理論を文章にするまでの流れを説明します。

さいごに、7章ではまとめあげた研究結果を投稿する前の確認ポイントを、8章では全体のまとめもかねて、よくある質問と答えを紹介します。

本書の第1版は２００６年に出版されました。ちょうど10年前です。この小さな本は、グラウンデッド・セオリー・アプローチの入門書として、その時点での私の知識と経験をまとめたものでした。その後、ゼミや研究を続ける中で変更したいと思う部分が生じ、ストラウス先生がおっしゃっていたとおり、研究法は変わり続けるものだなあと実感しました。新曜社の塩浦暲社長には増刷の度に小さな修正をお願いしましたが、今回、大幅な書き替えの機会をいただいたことに心より感謝いたします。

「学問とは天に輝く太陽のようなもの、目を細めて見つめても究められはしない」（シェイクスピア）。グラウンデッド・セオリー・アプローチも、簡単に習得できるようなものではないと思いますが、究めやすくする方法はあると思います。その役割をこの本に託しました。この本を読んだ後、グラウンデッド・セオリー・アプローチを使ってみようかなという方が一人でも増えれば、とても嬉しく思います。

２０１６年立夏

戈木クレイグヒル滋子

グラウンデッド・セオリー・アプローチ 改訂版——目　次

5　プロパティとディメンションを増やすための技法　85-112

装幀＝加藤光太郎

1　グラウンデッド・セオリー・アプローチの特徴

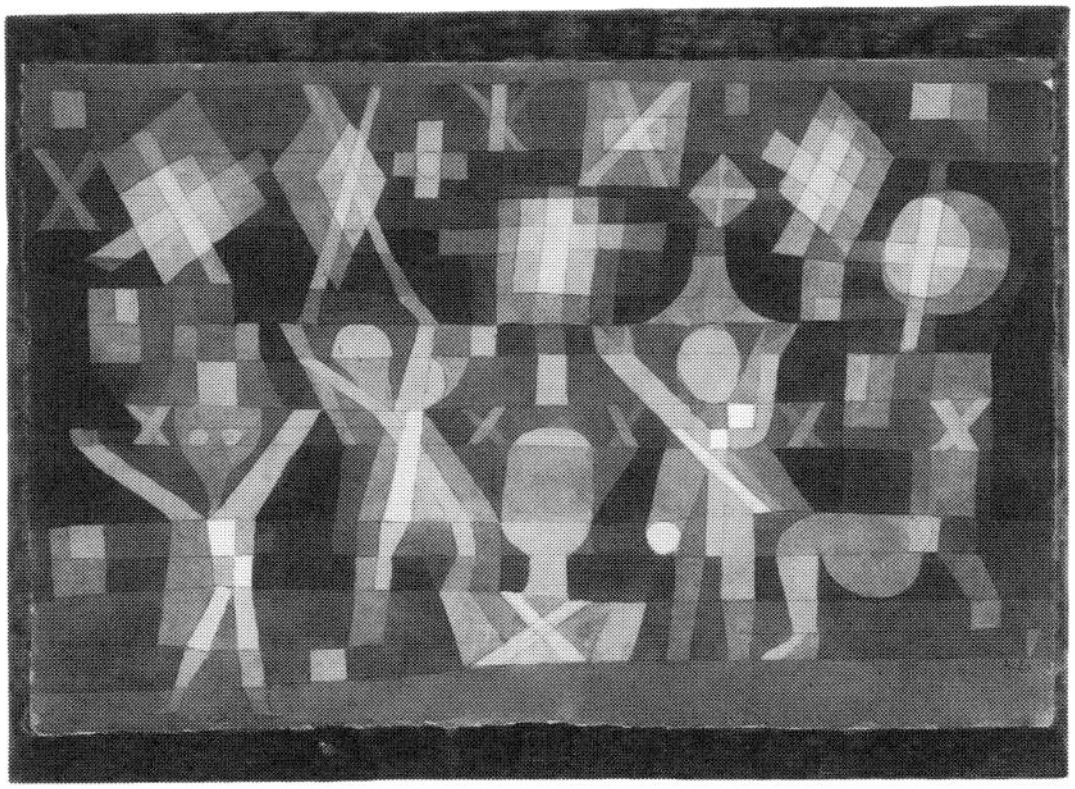

ポール・クレー「星と結ばれて」(1923)

グラウンデッド・セオリー・アプローチは難しいとか面倒だという人がいますが、基本となるスキルさえ習得すれば、だれにでも使える大変実用的な方法です。しかも、他の研究法より言語化された部分が多い分、学びやすい方法だともいえます。この章では、グラウンデッド・セオリー・アプローチはどのような研究に適した方法なのか、分析の特徴、グラウンデッド・セオリー・アプローチにおける理論、長所と短所を紹介します。

1－1 グラウンデッド・セオリー・アプローチとはなにか

本書は、ストラウス版グラウンデッド・セオリー・アプローチを基にした本です。グラウンデッド・セオリー・アプローチは、データをもとにして分析を進め（ここから grounded と名付けられています）、データの中にある現象がどのようなメカニズムで生じているのかを「理論」として示そうとする研究法です（ここから theory と名付けられています）。「理論」は概念同士の関連を文章で表現したものですから、グラウンデッド・セオリー・アプローチは**データから概念を抽出し、概念同士を関連づけようとする方法**だと言いかえることもできます。

ここでは、（1）グラウンデッド・セオリー・アプローチが把握しようとするもの、（2）分析の中核となるプロパティとディメンションの概略を説明したいと思います。

（1）グラウンデッド・セオリー・アプローチが把握しようとするもの

グラウンデッド・セオリー・アプローチが結果として示したいものは、データを提供したそれぞれの事例がどうであるのかではなく、データに含まれる**現象の構造とプロセス**です。ストラウスにはシンボリック相互作用論者[1]という背景がありますから、ストラウス版グラウンデッド・セオリー・アプローチにはシンボリック相互作用論の影響があらわれています。

グラウンデッド・セオリー・アプローチがとらえようとするものは、ある現象の中で、それぞれの登場人物たちが即興的に演じる役割と、人物同士や人物と環境との相互作用、そして、その結果として生じる変化のプロセスです。もっと言うなら、ある現象についてのスタート時点と、帰結として生じた新たな状況との間でどのような変化が生じたのかというプロセスの多様さです。したがって、グラウンデッド・セオリー・アプローチが本領を発揮するのは、**変化のある現象**を把握しようとするときだということになります。

もちろん、1つの現象であっても、相互作用によって生じる変化の有り様は様々ですから、なるべくたくさんのプロセスを把握することが大切です。たくさんのプロセスを含むことができれば、**すべての人がたどるプロセスがその中のどれかには当てはまる**という意味で、普遍性の高い「理論」となります。

プロセスは**概念**（**カテゴリー**）同士を関連づけることによってあらわすので、概念の数が多ければ多いほど多様なプロセスを把握できる可能性が高くなります。したが

［1］シンボリック相互作用論については、たとえば以下を参照。

Blumer H., 1969, *Symbolic Interactionism: Perspective and Method*, Prentice Hall.（後藤将之訳 1991『シンボリック相互作用論――パースペクティヴと方法』勁草書房）

って、**たくさんの概念を把握する**ことはとても重要です。

（2）分析の中核となるプロパティとディメンション

質的研究で一番重要なことはなんでしょうか。質的研究が、ルポルタージュやノンフィクション小説と大きく異なるのは、概念を意識的にとらえようとする点だと思います。とくに、グラウンデッド・セオリー・アプローチの場合には、現象を構成する**概念を抽出し**、それらを**適切に関連づける**ことによって「理論」をとらえようとするわけですから、他の方法以上に概念を正確にとらえることが重要となります。

グラウンデッド・セオリー・アプローチで用いる、抽象度の異なる4種類の概念（**プロパティ**と**ディメンション**、**ラベル**、**カテゴリー**）のうち、プロパティとディメンションは一番抽象度の低い概念ですが、分析の最初から最後まで使い続ける、グラウンデッド・セオリー・アプローチの核となるものです。

プロパティは分析者の視点を示すものです。一方、**ディメンション**はプロパティから見たときの切片データ[2]の位置づけを示すものです。プロパティとディメンションを意識的に使い続けることによって、多くの利益がもたらされます[3]。

プロパティとディメンションの役割は5つあります。1つめはデータから概念を抽出する土台となること、2つめはカテゴリーがどのようなものかを把握するヒントを

[2]「3－3　データの切片化」参照。

[3] プロパティとディメンションに関しては、4章、5章で詳しく説明します。

提供すること、3つめにカテゴリー同士を関係づけること、4つめは現象の中にある変化プロセスをパターンとして示すこと、最後に分析者がデータをそう解釈した理由の説明を容易にすることです。

プロパティとディメンションが多ければ多いほど、概念を把握し、関連づけることが容易になりますから、プロパティとディメンションを増やすことは重要です。グラウンデッド・セオリー・アプローチでは、この後出てくる、データの切片化、問い、比較、メモ、理論的サンプリング、データ収集と分析の繰り返し、カテゴリー関連図、などの技法を用いることによって、プロパティとディメンションを効率よく増やそうとします[4]。

[4] これらについては、5章で紹介します。

1-2 データに根ざした理論

グラウンデッド・セオリー・アプローチが他の質的研究方法と大きく異なっている点は、分析の最終目標を**理論**を作り上げることにおいていることです。ただし、グラウンデッド・セオリーで言う理論は、一般に想像されるような仰々しい理論ではなく、データから抽出した複数の**概念**（**カテゴリー**）を体系的に関係づけた枠組みのことです。

ここでは、（1）グラウンデッド・セオリーにおける理論と、（2）理論の構造について説明します。

（1）グラウンデッド・セオリーにおける理論

一般に、理論の抽象度を上げれば適応できる範囲は広くなりますが、そのぶん特定の領域で応用できる度合いが低くなります。グラウンデッド・セオリーは、**グランド・セオリー**（grand theory 誇大理論）の対極に位置するものですから、分析結果として示される理論は、ある特定の領域で使い勝手のよい領域密着型の理論になることが多いと思います[1]。

グラウンデッド・セオリー・アプローチがめざす**理論**は、**記述**とは大きく異なるものです。**記述**は、書き手が自分の判断である現象を説明したものですが、**理論**には、概念のレベルで誰が、いつ、どこで、なぜ、なにを、どうやって、その結果どうなったか、それはどういうプロセスをたどったのかという解釈が含まれます。

たとえば、小児がんを発病したAくんが、それをどうとらえ、どのように闘病環境に適応したのかという体験を聞き取って記述することには意味がありますが、それが、他の小児がんを発病した子どもに応用できるものであるのかは疑問です。また、闘病記はそうした応用をめざしたものではないと思います。しかし、Aくんのデータをもとにして、闘病環境への適応（または不適応）に関わるプロセスを理論としてとらえることができれば、他の小児がんの子どもに応用でき、さらには闘病生活を改善する介入研究にもつながる可能性の高いものになります。

グラウンデッド・セオリーの理論は、人がある状況をどうとらえ、どう対応するのか、どのような行為／相互行為が生じるのか、それによって状況はどう変化するのかというプロセスの多様性をとらえようとするものです。各カテゴリーに属する複数のプロパティとディメンションの組み合わせによってカテゴリー同士を関連づけ、なる

[1] ストラウス先生は、領域密着型理論（substantive theory）だけではなく、抽象度の高い概念によってつくられるフォーマル理論（formal theory）も紹介されていますが、前者のほうがグラウンデッド・セオリー・アプローチがめざすものとして、より関心をもたれているように思います。

べくたくさんのプロセスを把握することによって、その現象に関わる人々すべての有り様をとらえることをめざします。

(2) 理論の構造

グラウンデッド・セオリーにおける理論の構造を簡単に図示すると、図1－1のようになります。分析の流れに沿って説明すると、**オープン・コーディング**でデータからカテゴリー（概念）を抽出した後、**アキシャル・コーディング**でカテゴリーを関連づけ、四角囲みで示された4つの現象（A、B、C、中心となる現象）それぞれを作り上げます。

現象をあらわすためには、複数のカテゴリーの協力が必要です。たとえば、現象Aでは、カテゴリーA1、カテゴリーA2、カテゴリーA3、カテゴリーA4を関連づけています。これにより、現象について、誰が、いつ、どこで、なぜ、なにを、どうやって、その結果どうなったか、それはどういうプロセスをたどるのかを説明します。

さらに、四角囲みの4つの現象を関連づける**セレクティブ・コーディング**によってとらえた抽象度の高い現象を、円囲みの中に示しています。ここでは、中心となる現象を中心として、現象A、現象B、現象Cという4つの現象がプロパティとディメ

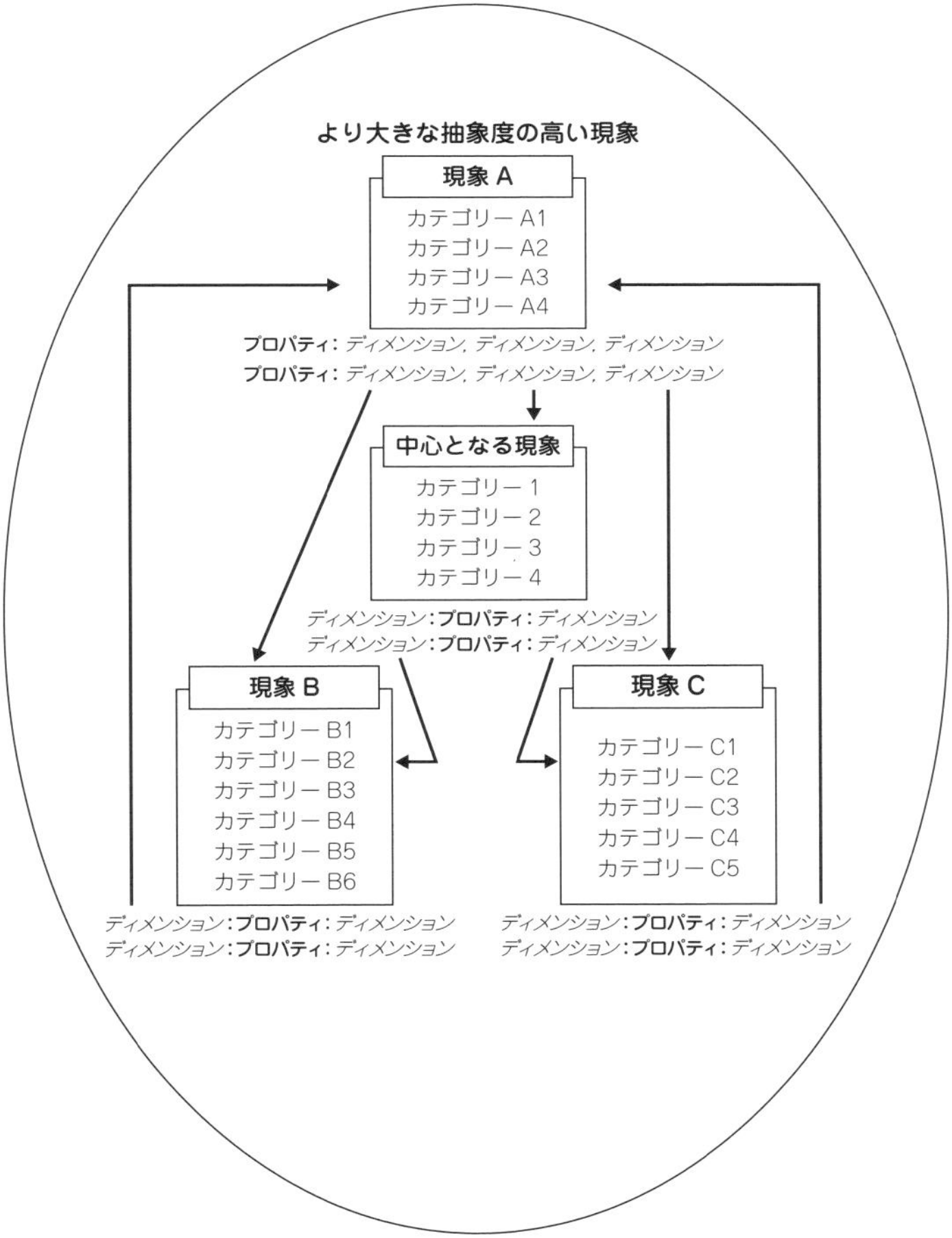

図１－１　グラウンデッド・セオリーにおける理論

（１）四角囲みの４つの現象（A、B、C、中心となる現象）それぞれは, アキシャル・コーディングでつくられた抽象度の低い現象をあらわす。

（２）セレクティブ・コーディングで４つの現象（A、B、C、中心となる現象）を関連づけたもの（円で囲んだ部分）は、より抽象度の高い現象を示す。

ンションで関連づけられています。「中心となる現象」は、より大きな現象全体の主題をあらわすものですから、すべての現象と関係しています。

実際の研究では、まず、四角囲みになった抽象度の低い現象をいくつも把握する必要があります。そして、そのうえで、それらを関連づけた丸囲みの抽象度の高い現象を把握するわけです。この分析作業の手順については、3章から6章で詳しく説明します。

1-3 グラウンデッド・セオリー・アプローチの長所と弱点

グラウンデッド・セオリー・アプローチが関心をもたれている理由は、他の質的研究方法に比べて書籍が多く[1]、分析の手順が示されているために、学習者に「習得しやすいのではないか」という期待を抱かせるためではないかと思います。恋愛と同じで、こういう他愛のない錯覚が、新たに研究方法を学ぶきっかけとなることは多いのかもしれません。ここでは、グラウンデッド・セオリー・アプローチの長所と弱点について述べた後、グラウンデッド・セオリー・アプローチを用いる際の留意事項を説明します。

(1) グラウンデッド・セオリー・アプローチの長所

たしかに、いろいろな技法が解説され、分析過程での道しるべになってくれる点はグラウンデッド・セオリー・アプローチの強みです。それが十分に理解され実行されれば、分析が間違った方向に進まないように規制がかかり、自然に理論産出に向かっ

[1] グラウンデッド・セオリー・アプローチの参考書。
［ストラウス・コービン版］
Strauss, A., 1987, *Qualitative Analysis for Social Scientists*, Cambridge University Press.
Strauss, A. & Corbin, J., 1998, *Basics of Qualitative Research: Techniques and Procedures for Developing Grounded Theory*, 2nd ed., SAGE.（操華子・森岡崇訳 2004『質的研究の基礎―グラウンデッド・セオリー開発の技法と手順 第2版』医学書院）
Corbin, J. & Strauss, A., 2008, *Basics of Qualitative*

て作業を進めることができます。

たとえば、この本で紹介するストラウス版の場合には、**プロパティとディメンション**、**ラベル**、**カテゴリー**という3つの段階を踏むことによって、自然に概念名の抽象度が上がり、でたらめな名前がつくことが回避されます。これらの仕掛けによって、手順を忠実に踏みさえすれば、誰がカテゴリー名をつけてもある一定の範囲内に落ちつき、大きく違った名前にはならないはずです。

くわえて、データを切片化し、問いを立て、比較し、メモを書くことで、分析者が生データという非常に個別的で具体的なものから、理論化に向かって無理なく動いていけるように促しますし、カテゴリー同士の関係をプロパティとディメンションを使って検討することによって、概念同士の関係を論理的にとらえ、不足情報に気づくこともできるようになっています。

こう書くと、では誰がやっても同じ結果になってしまうのだと誤解されそうですが、大まかには同じ概念をとらえたとしても、名前のつけ方や、なにを中心にして関係づけるかなどには分析者の関心や経験が大きく影響しますので、最終的にまったく同じ結果にたどりつく可能性はないと思います。

Research: Techniques and Procedures for Developing Grounded Theory, 3rd ed., SAGE.（操華子・森岡崇訳 2012『質的研究の基礎 ― グラウンデッド・セオリー開発の技法と手順 第3版』医学書院）

Corbin, J. & Strauss, A. 2015, *Basics of Qualitative Research: Techniques and Procedures for Developing Grounded Theory*, 4th ed., SAGE.

戈木クレイグヒル滋子 2008『実践グラウンデッド・セオリー・アプローチ ― 現象をとらえる』新曜社

戈木クレイグヒル滋子編 2013『質的研究法ゼミナール ― グラウンデッド・セオリー・アプローチを学ぶ 第2版』医学書院

戈木クレイグヒル滋子編著 2014『グラウンデッド・セオリー・アプローチを用いたデータ収集法』新曜社

戈木クレイグヒル滋子編集 2014『グラウンデッド・セオリ

（2）グラウンデッド・セオリー・アプローチの弱点

このように技法が明示されている点は、グラウンデッド・セオリー・アプローチを学習する手助けになると思います。しかし、グラウンデッド・セオリー・アプローチに限らず、書籍だけで質的研究法を習得することは困難です。どうしても言語化できない、本だけでは学べない部分があるからです。とくに、初心者の場合には、誤解したり混乱してしまうかもしれません。

そのような誤解のわだちにはまってしまうと、技法が言語化されているというグラウンデッド・セオリー・アプローチの長所が、裏目に出てしまうこともあります。たとえば、分析者が自分が今なんのためになにをやっているのかを意識できないままに作業をおこなってしまうと、技法がしっかり設定されているぶん、形式的な分析手順にしばられ、枝葉の部分の分析に熱中しすぎて挫折してしまったり、本筋からはずれた結果を導いてしまったりという事態も生じかねません[2]。

データを細かく分析することが重要だとはいうものの、すべての部分を同じ重みで細かく分析するのはナンセンスです。夕食の材料を買いたいときに、クリーニング屋さんや靴屋さんに立ち寄る必要がないのと同じことです。ただし、データには看板がないので、初心者のときにはどこが重要なのか（反対に重要でないのか）、どれくらい細かく分析すれば十分なのかがわかりにくいものです。こういう部分にこそ、経験

ー・アプローチ──分析ワークブック 第2版』日本看護協会出版会

［グレイザー版］

Glaser, B., 1978, *Theoretical Sensitivity: Advances in the Methodology of Grounded Theory*, The Sociology Press.

Glaser, B., 1992, *Basics of Grounded Theory Analysis: Emergence vs. Forcing*, The Sociology Press.

Glaser, B., 2008, *Doing Quantitative Grounded Theory*, The Sociology Press.

［木下版］

木下康仁 1999『グラウンデッド・セオリー・アプローチ──質的実証研究の再生』弘文堂

木下康仁 2003『グラウンデッド・セオリー・アプローチの実践──質的研究への誘い』弘文堂

木下康仁 2007『ライブ講義M-GTA 実践的質的研究法

者のアドバイスが必要とされるのだと思います。

（3）グラウンデッド・セオリー・アプローチを用いる際の留意事項

グラウンデッド・セオリーは、社会学者アンセルム・ストラウス（Anselm L. Strauss）とバーニー・グレイザー（Barney G. Glaser）によって生みだされ、1967年に出版された *The Discovery of Grounded Theory: Strategies for Qualitative Research*[3]で初めて紹介されました。

その後、2人の立場や考え方の変化とともに方法は二分化し、異なった研究方法となっています。また、日本には似た名前がつけられた木下による修正版グラウンデッド・セオリー・アプローチ（M－GTA）というものもあります。

これら3つは、現時点では似て非なるもののように思えます。たとえば、分析のはじめにおこなわれるデータの切片化一つをとっても、グレイザーが細かい切片化をもとにした緻密な分析にこだわるのに比べて、ストラウスは切片の大きさを各部分のデータのリッチさによって変化させることで作業の効率を上げようとしていますし、木下に至っては、切片化自体が不要だと考えています。さらに木下版に限らず、先に示したようにグラウンデッド・セオリー・アプローチには、今やいくつもの改訂バージョンが存在します。

――修正版グラウンデッド・セオリー・アプローチのすべて』弘文堂
木下康仁 2014『グラウンデッド・セオリー論』弘文堂
［その他］
Chamaz, K., 2006, *Constructing Grounded Theory: A Practical Guide through Qualitative Analysis* (Introducing Qualitative Methods series), SAGE.（抱井尚子・末田清子 監訳 2008『グラウンデッド・セオリーの構築――社会構成主義からの挑戦』ナカニシヤ出版）
Chamaz, K., 2014, *Constructing Grounded Theory* (Introducing Qualitative Methods series) 2nd version, SAGE.
Clarke, A.E., Friese, C., Washburn, R., 2015, *Situational Analysis in Practice: Mapping Research with Grounded Theory*, Left Coast Press.

［2］この点については、水野

使い手にとってメリットがあれば、いろいろな方法論があったほうがよいとはいうものの、同じグラウンデッド・セオリー・アプローチという名前のもとに複数の方法が併存しているのはまぎらわしいことです。また、そのために、それぞれのグラウンデッド・セオリー・アプローチが正しく理解されないような結果になってしまっては残念だと思いますが、現時点では、それぞれの方法は異なるものなのだということを理解したうえで、学習していただくことが大切だと思います。

ともかく、この分類に従えば、本書はストラウス派（ストラウス&コービン派）の立場に立って書いたものだということになります。

（2005）も瑣末主義、カタチ主義のワナとして指摘しています。

水野節夫 2005「〈二重のワナ〉と『質的研究の基礎──グラウンデッド・セオリー開発の技法と手順　第２版』」看護研究 327-331.

［３］Glaser, B. & Strauss, A., 1967, *The Discovery of Grounded Theory: Strategies for Qualitative Research*, Aldine.（後藤隆・大出春江・水野節夫訳 1996『データ対話型理論の発見──調査からいかに理論をうみだすか』新曜社）

2　データ分析に至るまで

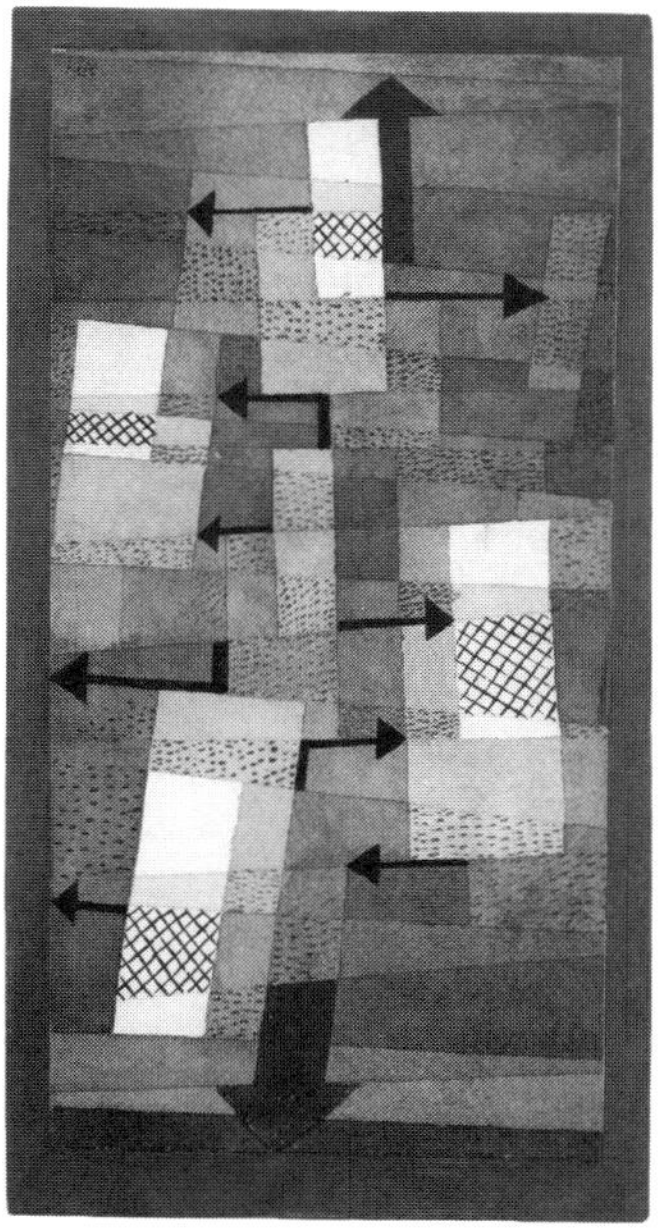

ポール・クレー「ぐらついたバランス」(1922)

本書はグラウンデッド・セオリー・アプローチを用いたデータ分析法を紹介するものですが、データ自体の質が高くなければ、良い分析結果を出すことができません。どんなデータを収集したらよいかは、分析法とリサーチクエスチョンによって異なります。本章では先行研究のクリティークを基にして、リサーチクエスチョンを立て、データ収集をおこなうまでの流れを説明します。

2-1 データ収集をはじめるまで

ふつう研究をはじめる前には、研究計画書を作製し、倫理委員会に申請して許可を受けるというステップを踏みます。当然、研究に着手する前にテーマが絞られ、データ収集やデータ分析の内容と方法、対象者と対象者数が定まっている必要があります。量的研究の場合には、これらについて綿密な検討が終了しているはずです。しかし、質的研究の場合は、対象とする現象が、これまでの研究で明らかになっていないものなので、研究をはじめる前に詳細な見通しが立たないこともあります。

もちろん、なにも考えずに、とりあえずデータを集めてくればいいと言っているわけではありません。データ収集にはエネルギーと時間がかかります。インタビューや参加観察であれば研究協力者をもまきこんで、その人のプライバシーに関わるデータを収集することになります。なんとなく集めてくるというようないい加減さが許されようはずがありません。

データ収集をはじめる前には、その研究でなにをとらえようとしているのかを考える必要があります。買いたいものに合わせて、ショッピングに行く店を決めるのと同じです。そこで、研究テーマが決まったら、先行研究の蓄積の状態を検討し、それをもとにしてリサーチクエスチョンを決定します。

ここでは、（1）先行研究論文のクリティーク、（2）リサーチクエスチョンについて説明します。

（1）先行研究論文のクリティーク

質的研究ではデータ収集に時間がかかるために、対象者の数はどうしても少なくならざるをえません。量的研究と違ってバイアスを取り除くような収集の仕方もしません。勢い、限られたデータをもとに、可能な範囲で結果の一般化をめざすことになります。そうなると、すでに研究成果が蓄積され、概念や概念同士の因果関係がわかっているような現象を質的研究の対象にするのは得策ではないということになります。

研究テーマが決まったら、実際に研究に着手する前に先行研究を十分にクリティーク（critique）することが重要です。クリティークというのは、それぞれの研究論文の良い点と不十分な点を明らかにし、現在わかっていることとわかっていないこと、課題を明確にする作業です。それぞれの質的研究法は理論的背景が異なっているため、質的研究論文のクリティークの基準を一律に示すことは難しいのですが、たとえば私

1．タイトル，はじめに

（1）タイトルは簡潔明瞭に研究内容を表しているか？

（2）先行研究のクリティークではなにが述べられているか？　それは適切か？

（3）文献の引用方法は適切か？

2．リサーチクエスチョン

（1）先行研究の成果をふまえて，適切なリサーチクエスチョンが示されているか？

（2）リサーチクエスチョンにふさわしい研究デザインと研究法が選ばれているか？

3．研究方法と対象

（1）その研究法を選んだ理由が，適切に述べられているか？

（2）選択した研究法に沿って，データ収集と分析がおこなわれているか？

（3）研究の手順が適切に示されているか？

（4）倫理的配慮は十分か？

4．結果

（1）適切なデータが適切な分析結果に到達することのできる数だけ，収集されているか？

（2）結果はリサーチクエスチョンに応えているか？

（3）図や表が効果的に使われているか？

（4）例示されたデータの解釈は適切か？

（5）適切な［概念］が十分に抽出されているか？

（6）［概念］それぞれが的確に説明されているか？

（7）少数派事例にも目配りした結果であるか？

（8）その領域の状況にマッチする結果であるか？

（9）グラウンデッド・セオリー・アプローチであれば

①概念同士の適切な関係づけによって現象が説明されているか？

②プロセスの多様性が組み込まれた理論が提示されているか？

5．考察以降

（1）結果をもとにした論理的な考察がなされているか？　突飛な展開がないか？

（2）見出された概念やプロセスを基にした議論が展開されているか？

（3）先行研究との比較検討が十分になされているか？

（4）研究の限界と今後の課題が示されているか？

（5）その学問への示唆が示されているか？

（6）新しい知見が明確に示されているか？

（7）おもしろい論文か？

図２－１　質的研究論文クリティークの視点

は、図2－1のような視点から検討しています。

クリティークによってどのようなリサーチクエスチョンが適切なのかが明確になったら、それに沿ってふさわしいと思われる研究法を選択します。データを収集してから分析法を決めるという人がいますが、分析法を有効に活用するためには、その方法に適したデータを収集する必要があります。たとえば、グラウンデッド・セオリー・アプローチであれば、変化するプロセスが含まれたリサーチクエスチョンに沿って収集したデータでなければ、この研究法の強味が十分に発揮できないと思います[1]。

(2) リサーチクエスチョン

質的研究ではリサーチクエスチョンは不要だと誤解している人がいますが、リサーチクエスチョンがなければ、自分の思いつきだけで研究を進めることになってしまいます。研究のはじめに自分の関心をはっきりさせてリサーチクエスチョンを設定することは、絶対に忘れてはならない作業です。

と言っても、質的研究では、研究のはじめに立てるリサーチクエスチョンは暫定的なものです。もともと質的研究法は、先行研究の蓄積が乏しいときに選ばれる方法ですから、実際に研究をはじめ、研究対象とした現象への理解が深まるにつれて、リサーチクエスチョンを見直さざるをえないと気づくこともあると思います。

[1]「リサーチクエスチョンと研究の流れ」については、『グラウンデッド・セオリー・アプローチを用いたデータ収集法』(新曜社 2014)の第2章に書きましたので、ご参照ください。

リサーチクエスチョンとの付き合い方は、研究の局面によって変わります。データ収集では、常にリサーチクエスチョンを意識して、リサーチクエスチョンに応えるようなデータを集めることが大切です。しかし、データ分析をはじめたら、リサーチクエスチョンをいったん忘れ、データだけを見て分析作業を進めるべきです。そうしないと、あらかじめ設定したテーマに偏った見方しかできなくなり、斬新な結果を見いだすことが難しくなってしまいます。[2]

[2] グラウンデッド・セオリー・アプローチはデータに根ざした理論（grounded theory）をめざしているので、当然のことながらデータをとても重視します。分析者には、あらかじめ自分がもっている考えや関心に沿うのではなく、データを読み込み、データの中から現象を作り上げている概念を探し出そうとする努力が求められます。

2−2 リッチなデータの収集

よいデータあってこそのよい分析だということは、どんなに強調しても、しすぎることはないと思います。本書の中心はグラウンデッド・セオリー・アプローチを用いた分析法の説明なので、データ収集法の詳細に関しては他書をご覧いただきたいと思いますが、詳細な分析をおこなうグラウンデッド・セオリー・アプローチでは、データが命です。ここでは、（1）分析対象にするもの、（2）収集すべきデータ、（3）データの評価の順で説明します。

（1）分析対象にするもの

リサーチクエスチョンが決まったら、リサーチクエスチョンをもとにして、どのような場で、どのような対象から、どのような方法で、どのようなデータを収集するのかを決めます。グラウンデッド・セオリー・アプローチでは、複数の収集法を用いてデータを収集することが推奨されています。

通常はインタビュー法と観察法が併用されることが多いですが、文書、日記、手紙、メール、新聞、歴史的記録、カルテ、ビデオ、映画など、その現象に関わる様々なデータを使うことが可能であれば、それらをも分析の対象にすることによって、現象を多角的にとらえようとします。また、主となる人物からの見え方や行為だけでなく、それに影響を与える周囲の人々からもデータ収集をおこない、1つの現象をいろいろな立場から見た複合的なデータを収集したほうがよいと思います。

(2) 収集すべきデータ

ここでは、観察法とインタビュー法について考えてみます。まず、**観察法**を用いてデータ収集をおこなうときのことを考えてみます。登場人物それぞれの感じ方や考え、判断、行動は異なるため、同じ場にいたとしても、各人の経験は違ったものとなります。同じ人が、同じ場所、同じメンバーの中にいてさえ、時が違えば考え方や行動が変わってしまうこともあります。結果的に、1つの現象の中に変化のプロセスはいくつもあるはずです。

グラウンデッド・セオリー・アプローチでは、可能な限り、そのすべてのプロセスをとらえたいのですから、現象の詳細を把握するために、すべての登場人物たちがそのときに「どう感じ、どう考え、どう判断したのか。その結果、どういう結果に至ったのか」というプロセスを含んだデータを収集することが必要です。このような情報がなければ、分析によってデータから言動の要約以上のものを見いだすことができなくなってしまいます。

そこで、五感で得ることのできる情報から、対象者の感情、考え、判断を解釈してデータに含める作業をおこないます。もちろん、これらは収集者の主観的な解釈に基づくものですから、解釈のもととなった根拠を書き加え、信憑性を確認できるようにしておくことが大切です。そして、観察の後に登場人物に短いインタビューをおこない、収集者の解釈が適切であるかを確認することも忘れてはなりません。

一方、**インタビュー**では、観察では把握できない、語り手の立場に立ったときにその現象がどう見えるのかを知るためにデータを収集します。インタビューは、話し手の体験を成文化するための聞き手と話し手の共同作業です。いつ、どのように相づちを打ち、どう質問すべきかに注意しながらデータを収集します[1]。

その後、観察法で収集したデータと、インタビュー法で収集したデータを一緒にして、1つの現象をあらわします。この時に別個に分析して結果を統合する方法と、テクストの段階で統合して一緒に分析する方法がありますが、どちらの方法が適するかはデータによって異なるため、その時々で使い分けます[2]。

[1] インタビュー法を用いてデータ収集をおこなうときに気をつけることは他書をご参照ください。
戈木クレイグヒル滋子編 2013『質的研究法ゼミナール──グラウンデッド・セオリー・アプローチを学ぶ 第2版』医学書院、SESSION 2（pp.21-47）

[2] 詳細は他書をご参照ください。
戈木クレイグヒル滋子編著 2014『グラウンデッド・セオリー・アプローチを用いたデータ収集法』新曜社、第3章（p.35-46）

（3）データの評価

当然のことですが、どの分析法を用いるかによって、収集すべきデータは異なります。グラウンデッド・セオリー・アプローチの場合には、ある状況が異なる状況に変化するときのプロセスをとらえたいのですから、概念を的確に把握し、概念同士を適切に関連づけなくてはなりません。

そのためには、分析の核となるプロパティとディメンションを把握することが必須です。つまり、グラウンデッド・セオリー・アプローチにおける**望ましいデータ**とは、プロパティとディメンションが豊富なデータを指すことになります。[3]

[3]「1-1（2）分析の中核となるプロパティとディメンション」参照。

3　データ分析のスタート

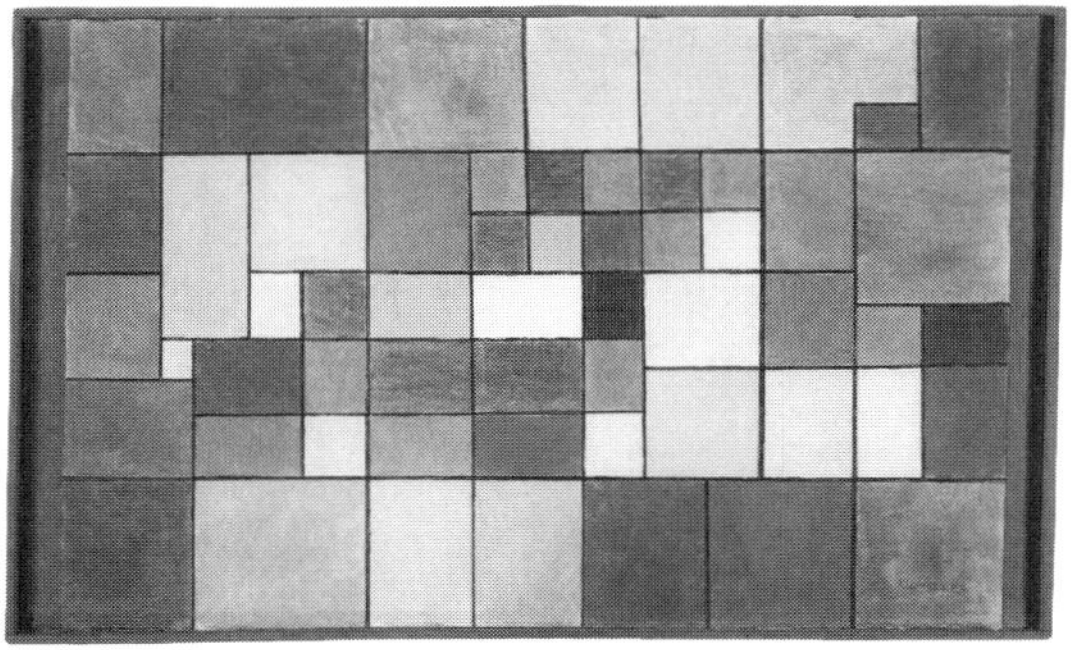

ポール・クレー「北方の花たちのハーモニー」(1927)

この章では、グラウンデッド・セオリー・アプローチの概要を紹介します。まず、大まかな分析の流れを紹介したあと、データの読み込み、切片化に続けて、３つのコーディング（オープン・コーディング、アキシャル・コーディング、セレクティブ・コーディング）の局面で行う作業を紹介します。

3－1

分析の概要

分析をはじめたら、リサーチクエスチョンを忘れて、一気に**カテゴリー関連図**をつくるところまで作業を進めます。ここでは、大まかな分析の流れだけを表３－１に示します。

後で出てきますが、グラウンデッド・セオリー・アプローチは３つの**コーディング**で構成されています。それに当てはめると①～④が**オープン・コーディング**、⑤～⑨が**アキシャル・コーディング**、⑩が**セレクティブ・コーディング**になります。詳細は後で説明します。[1]

［1］「３－４　コーディング」参照。

表３－１　グラウンデッド・セオリー・アプローチの分析の流れ

①データを読み込みます。内容を把握するとともに、切片化に備えて代名詞や指示語がなにを意味するのかを括弧書きで補足しておきます。
②データを内容ごとに切片に分けます。
③それぞれの切片データから、プロパティとディメンションを抽出し、それらをもとにしてラベル名をつけます。ラベル名をつけたら必ずもとの切片に戻って、その名前がデータの内容をあらわしているかを確認します。
④ラベルをカテゴリーにまとめて名前をつけます。カテゴリー名をつけたら、それぞれのカテゴリーを構成する切片データに戻って、その名前がデータの内容をあらわしているかを一つひとつ確認します。
⑤パラダイムを使って、カテゴリーを現象ごとに分類します。
⑥現象ごとにカテゴリー関連図を描きます。カテゴリー同士をプロパティとディメンションで関連づけ、中心となるカテゴリーを１つ選んで現象の名前にします。カテゴリー関連図でとらえたプロセスが適切か、データが示したすべてのプロセスを含んでいるかを、データに戻って確認します。
⑦概念（プロパティとディメンション、ラベル、カテゴリー）を使って、カテゴリー関連図を文章にした抽象度の低い理論をつくります。
⑧２例目の分析からは、カテゴリー関連図を、これまでにつくった同じ現象に関するカテゴリー関連図と統合して、カテゴリー関連統合図をつくり、それをもとにストーリーラインを書きます。
⑨分析結果と『理論的比較』を踏まえて『理論的サンプリング』をおこない、それをもとにして次のデータを収集したら、①～⑧を繰り返します。
⑩いくつもの現象がカテゴリー関連統合図として把握できたら、各カテゴリー関連統合図の中心となっているカテゴリーを、プロパティとディメンションで関係づけます。概念を使ってこの図を文章にしたものが、抽象度の高い現象をあらわす理論になります。

3-2 データの読み込み

よく「データと対話する」とか、「データに語らせる」と表現されるように、分析の過程でデータに注目することは重要です。しかし、当然のことながら、データが勝手に分析を進めてくれるわけではありません。主体はあくまでも分析者です。ですから、分析者の関心は、研究を進める原動力としてとても重要なのですが、思い入れが強いがゆえに、バイアスの元になってしまうことも少なくありません。これは、分析を論理的に進める妨げになってしまいますから、極力排除しなくてはなりません。

そのため、分析作業では、データとの距離の取り方が重要となります。データにどっぷりとつかったら、次の段階では距離をとるというふうに、常に、データに近づいたり離れたりできるフットワークのよさを保つことが大切です。それができなければ、データに対する感受性を維持することができなくなってしまうからです。

分析は、**データ（テクスト）の読み込み**からはじまります。データにどっぷりとつかって、内容を正確に理解し、どのような現象が含まれているか、なにがきっかけとなって変化が生じているのかを把握しつつ、おもしろいとか、興味深い、不思議などとデータを味わいながらゆっくり読みます。

この作業では、自分勝手な読み方をしないように規制をかけ、読むスピードを落としてまんべんなく読むことが大切です。しかし、特に母語とする原語でできたデータを読む場合に私たちは自分流の文章速読法を身につけています。これは、日常生活の中では大変役に立つ能力ですが、データの読み込みでは邪魔になってしまいます。そういう方法で読んでしまうと自分勝手な強弱をつけることとなり、バイアスがかかった読み方になってしまう可能性が高くなるからです。そこで、次に紹介する**読むスピードを落とす技法**が必要になります。

まず、文中の「これ」「その」などの指示語や、「あれ」「そこ」「その人」のような代名詞がなにを示しているのかを文中にカッコつきで補足していきます。また、「～だから」「～だけど」のような接続語にマークを付けて、どのような使われ方をしているのかを意識します。

くわえて、質問が回答に及ぼした影響に注意を払いながら、文法的におかしな点を見つけたり、語り手がその言い回しを使った理由を考えたり、話に矛盾があればなぜなのかを検討します。何に対しても当然だと思わず、なぜだろうと引っかかる姿勢を維持し続けることが大切です。

それでは、次のページの「Xさんデータ」（図3－1）を見てください。これは、「看護師は関わりの困難な子どもとの関係づくりの方法をどう学ぶのか？」というリサーチクエスチョンをもとに収集されたデータの一部です。もとのデータでは、Xさんの話に合わせて、聞き手が相づちを打っていましたが、練習問題として扱いやすいように、相づちを省いたデータにしてあります。

厳密には、インタビュー中に録音されたデータが文字化され、カッコ付きで話し手の表情、沈黙の時間、状況の説明がくわえられ分析できる状態になった**テクスト**[1]とよぶべきですが、本書では、わかりやすいように**データ**と呼びます。

まず、全体を読んでなにが書かれているのかを大まかにとらえます。いろいろな読み方があると思いますが、たとえば、「看護師2年めに受け持った波長の合わない子どもの状態が悪くなった後、対応できなくなって自己嫌悪に陥ったものの、先輩のアドバイスに従って努力を続け、苦手な子どもにも対応できるようになった話」だというとらえ方ができると思います。

データ内にはいくつかの変化のきっかけがあります。子どもの状態が急に悪くなったこと、他者（同期、先輩ナース）との違いに気づいたこと、子どもが亡くなったこと、先輩のアドバイス、苦手な子どもと話が続くようになったことです。それぞれのきっかけにより、ナースは変化を繰り返しています。

[1] データ収集のあと作成するテクストを充実させることはとても重要です。その作業の中でいろいろなことに気付くはずです。また、テクストを読む時に、データ収集時の録音を一緒に聴くことで、その場の雰囲気がわかりやすくなります。

全体の内容を大まかに把握したら、文頭から読んでいきます。まず、1文めは「看護師になって2年目に受け持ったんだけど、その子とは波長が合わなくて、会話がイマイチもりあがらなかったのね。」です。担当した子どもとの波長が合わず、会話がもりあがらなかったということですが、「その子とは」という表現から、波長が合わない対象はこの子どもに限られており、他の子どもとはそうではなかったということが窺えます。

看護師になって2年目であれば、まったくの新人ではありませんし、仕事で接しているのに波長

看護師になって2年目に受け持ったんだけど，その子とは波長が合わなくて，会話がイマイチもりあがらなかったのね。お母さんもちょっと話しかけにくいし。まあいいや（笑），担当だからとりあえず時々は顔見に行って・・くらいの感じで，表面的に接してた。でも，急に状態が悪くなって，うーん（眉間にしわを寄せた暗い表情で５秒の間）・・それからは関われなくなって（声が小さくなる）。部屋に行ったら，子どももお母さんも辛そうで，話しかけるどころじゃないし。私，そこにいて，何をしていいかわからなくなってしまって・・（３秒の間）。状態が悪くなるまでは，いいや，何かあったら自分から言うでしょ，くらいに思ってたんだけど，悪くなったら，子どもともお母さんとも会話もできないから，病室に行きにくくなっちゃって・・・（５秒の間）。で，気になるから，同期のナースにチラッと聞いたら，「えっ，私，お母さんと全然しゃべれてるよ」って言われて，それで，ダメだ，私だけしゃべれないんだって自信がなくなって。先輩とお母さんがすごくしゃべってる場面も見かけて，自分と比べて違うなあって，やっぱり，私じゃ頼りないよなあって自信なくしちゃって。それと，今（看護歴５年）なら，こういうふうに声かけてみて，こういう反応ならこういうことができるとか対応できるんだけど，その時は，声もかけられないから何もできなくて，ほんとにもうどうしていいかわかんなくなっちゃったの（声が小さくなる，3秒の間）・・うんと，それで結局，その子の部屋には行けなくなって，担当も外れたの（眉間にしわを寄せた暗い表情）。だから，（その子が）亡くなった後，自分はしっかりその子をみれなかったって落ち込んだし，そのあとも，数ヶ月は自己嫌悪で落ち込んでたんだけど，信頼してた先輩に思い切って相談したら，「次も後悔したくなかったら，ともかく苦手な患者さんと毎日話しなさい」って言われて，それで，わざと苦手な男の子の部屋に毎日行って，がんばって10分座って話そうと決めたの。最初は無視されて，やめたくなったんだけど，毎日繰り返しているうちに，だんだんその子と話が続くようになって，苦手感がなくなって，気付いたら，他の苦手な子にも対応できるようになってた。

図３－１　Ｘさんデータ

が合わないなんてけしからんという意見もありそうですが、看護師とて人間ですから、波長が合わない患者さんがいても不思議ではないと思います。むしろ、インタビューでは、語り手がこのような自分のネガティブな感情を話しはじめてくれたことを歓迎すべきです。

インタビューで収集したいものは、ありのままの語り手の考えや思いで、あるべき論や総論ではありません。しかし、ありのままの話を聞くことは簡単ではありません。じっさい、語り手と聞き手との関係がしっくりと安定しないと、語り手はありのままの考えや思いを表現してくれません。

中でも、ネガティブな話を引き出すことは難易度の高いものです。しかし、いったん表出されると、それがきっかけとなって、このデータのように、ありのままの話が続く可能性が高くなります。ですから、ネガティブな話が出たら、ともかく自分の感想を言ったり評価することは控えて、そのままの形で受けとめる姿勢で語り手の話を聞きます。下手に口を挟んで流れを乱さず、どんどん話してもらえるような雰囲気づくりに努めることが大切だと思います。

では、2つめの文章は、「お母さんもちょっと話しかけにくいし。」です。ここでは、「お母さんも」と、話しかけにくい対象が、お母さん以外にも存在することが示されています。話しかけにくさの度合いは「ちょっと」です。この「ちょっと」が

「低い」ことをあらわすのか、「高い」ということなのかは、この文章だけでは分かりませんから、前の文章との関係で考える必要があります。[2] 前文では、子どもとは「会話がイマイチもりあがらなかった」と話しており、それに続く「お母さんもちょっと話しかけにくいし」なので、「ちょっと」は「イマイチ」に近い意味で使われているようにみえます。

３つめの文章に進むと、「まあいいや（笑）、担当だからとりあえず時々は顔見に行って・・くらいの感じで、表面的に接してた。」という、苦笑いに近い笑いをともなった、ナースの「まあいいや」という割り切りの気持ちと、「表面的に接してた」と自覚していたことが話されています。担当だから放ってはおけないものの、時々顔を見に行く程度の消極的な関わりでやりすごそうとしていたということのようです。

たぶん、みなさんはここでいろいろな感想をもたれることでしょう。たとえば、「なんていい加減なナースなんだ。私なら、そんなことはしない」とか、「この状況なら、私もこんな関わりになってしまうな」とか、「一応、時々は見に行ったんだからいいんじゃないか」とか。そういう思いつきを比較に使って、自分が担当だったらどう考えどうするかと、このデータに出てくるXさんの考え方や行動を比較すると、データと自分のアイデアとの**理論的比較**になります。比較については後の章で詳しく説明しますが、思いついたことはともかくすぐにメモに残しましょう。そして、その

［2］後の作業では、前後を無視して一つの切片データだけを見てプロパティとディメンションを抽出しなくてはなりませんから、この段階で前後の文章も加味した読みこみを行っておくことは大切です。
一方で、カテゴリーを作った時に、他の切片と比較して程度を決めることもあります。

時に、できればプロパティとディメンションの形で書くことを意識してください。[3]

最初の段階で、それぞれの文章をしっかりと読み込んで、データの内容を把握することは大変重要です。ここでどのくらいていねいに読んだかは、この後の分析作業に大きく影響します。

[3] 比較、メモの両方については、5章で説明します。

3－3 データの切片化

データの切片化は、グラウンデッド・セオリー・アプローチに独特な技法で、データを十分に読み込み、親しんだ後でおこなう作業です。文字通り、データを内容ごとにバラバラに切り離します。

質的研究でデータの**文脈**を把握することは非常に重要です。それなのに、なぜ、切片化によって文脈から切り離さなくてはならないのだろうと、違和感を覚える方も多いと思います。これは、いつもゼミやワークショップで質問が出る部分です。グラウンデッド・セオリー・アプローチを用いた分析を一通り経験しないと、説明だけを聞いても納得することが難しい部分でもあります。

それでも、あえて答えるとすれば、文脈に沿ってデータを読んでいるだけでは、バイアスに満ちた自分流の読み方をしてしまう恐れがあるからです。「データにあらわれたある事例の状況」を知りたいだけなら、それでもよいでしょうが、グラウンデッド・セオリー・アプローチは、**概念同士の関係**や、その現象の**構造**と**プロセス**を把

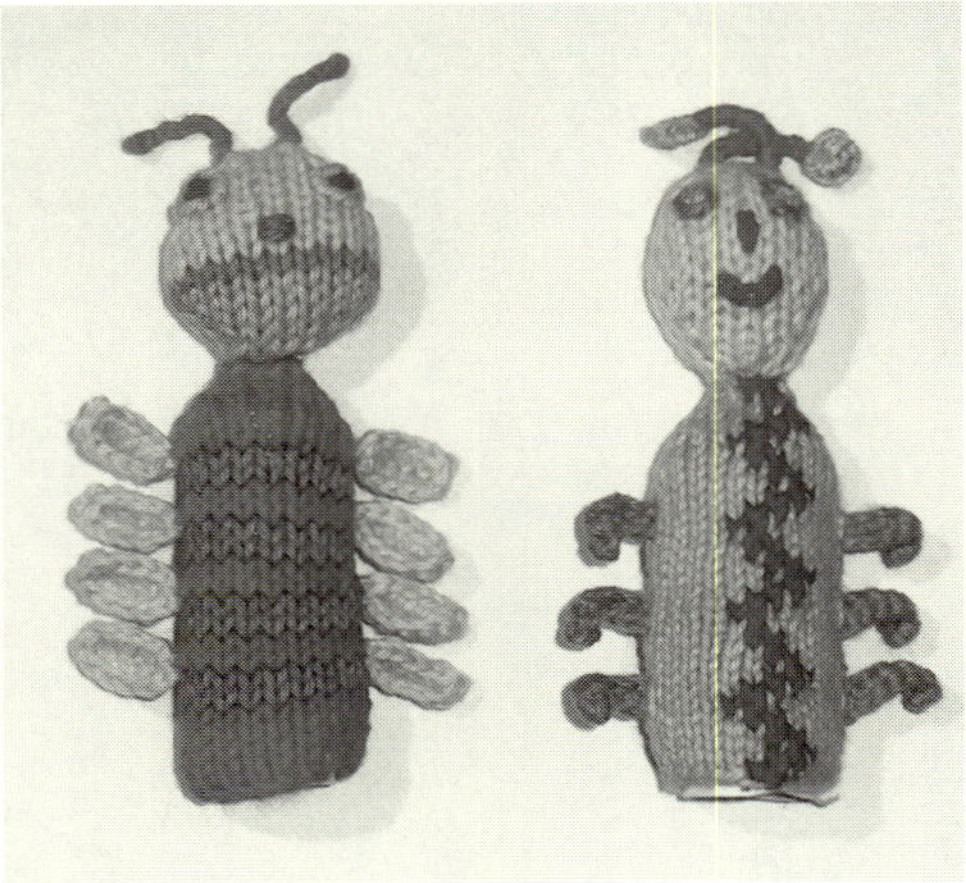

写真3－1　2つの指人形

握し、**すべての事例がどのプロセスかには当てはまる**という点で普遍性のある理論をめざしているため、それでは不十分です。

データからたくさんのプロパティとディメンションを抽出し、理論化に向かいやすくするためには、いったん文脈を断ち切ってデータを細かく多角的に検討し、解釈する作業が必要です。データがこうも読める、ああも読めると十分に検討したうえでプロパティとディメンションを抽出し、それを用いてラベルやカテゴリーに適切な名前をつけることが不可欠となります。そのためにデータの切片化をおこなうのです。

それでは、切片化について説明したいと思います。写真3－1の目に見える2つの物体をご覧ください。一見、同じ種類の昆虫のカップルに見えますね。ところが、触覚、顔、鼻、口、足、躯体…と各パーツについての特徴をあげてみると、数、形、色、柄などが大きく異なっています（表3－2）。

向かって右側のものは、6本足と緑に赤の筋という体の色から、甲虫目のタマムシのようです。一方、左側のものは、足が多く身体にしまがありますから、多足類のムカデの一種のように見えます。多足類は昆虫ではありませんので、この2つはまったく異なる虫をモデルにした指人形だということになります。

表3－2　2つの人形の比較

	向かって左	向かって右
触覚	二本	二本
顔の形	丸	長丸
顔色	黄＋黄緑	ピンク
目の形	2重丸	2重丸
鼻の形	丸	縦長
口の形	横一直線	スマイル
足の数	8本	6本
足の形	長丸	長く先が丸まってる
体の色	オレンジ	緑
体の柄	四本しま	赤の筋
受ける印象	いたずらっ子	穏やか，かわいい

このように細かく区切って部分ごとに検討すれば、細部にまで目が届きます。これはデータ分析についても同じです。切片化という技法を用いて、細かく区切って分析することによって、分析者のデータへの感受性が高まることを期待しているのです。第一印象にとらわれず、多角的な見方をすることによって、自分が当然だとみなしがちな点についてまで細かく吟味することができます[1]。また、切片ごとに検討することによって、重要な情報を見落と

[1] それによってプロパティとディメンションを増やすこともできます。

す可能性が低くなります。

データの切片化をおこなう理由がおわかりいただけたでしょうか。お疑いの方は、ぜひ、データをそのままで分析し、その後、切片化して分析して比較してみてください。[2] データを読むときに、私たちはどうしても文脈によって翻弄されてしまいがちです。それによって、データを正しくとらえられなくなってしまう危険性も高いのです。

[2] 研究方法の習得の場では、百聞は一見にしかずの体験がとても大切です。

3-4 コーディング

切片化が終わると、**コーディング**に進みます。グラウンデッド・セオリー・アプローチの分析は、**オープン・コーディング**（open coding）、**アキシャル・コーディング**（axial coding）、**セレクティブ・コーディング**（selective coding）という３つのコーディングから成り立っています。これら３つのコーディングを通して概念（カテゴリー）を見いだし、概念の関連を検討して理論を作り上げます。

はじまりはオープン・コーディングからですが、その後アキシャル・コーディング、セレクティブ・コーディングというふうに一直線に進んでいくわけではなく、分析を確認するために行きつ戻りつを繰り返します。以下、（1）オープン・コーディング、（2）アキシャル・コーディング、（3）セレクティブ・コーディングの順で説明します。

（1）オープン・コーディング

オープン・コーディングでは、切り分けられたそれぞれの切片だけを読んで、プロパティとディメンションを抽出し、それらをもとにして**ラベル名**をつけます。ラベル名をつけたら、必ずもとの切片データに照らして、その名前でよいのかを確認します。

次に、似たラベル同士をまとめて**カテゴリー**をつくり、各カテゴリーに名前をつけます。それぞれのカテゴリーに集まったラベル名やプロパティとディメンションを見ながら暫定的なカテゴリー名をつけ、各切片データに戻って、そのまとめ方と名前が適切かを確認します。そして、それでよさそうであれば、最終的なカテゴリー名とし、今度はその名前をもとにしてプロパティとディメンションを適切な表現に変えて一覧表をつくります。このとき、カテゴリー名から考えて必要なプロパティがあれば追加し、データに戻って対応するディメンションがないかを探します。

なるべくたくさんのプロパティとディメンションをあげて、カテゴリーを明確にします。これは、表3－1（29ページ）の①〜④にあたります。

（2）アキシャル・コーディング

オープン・コーディングが終わったら、**パラダイム**[1]という枠を使って、カテゴリー

[1]「6－1（2）パラダイム」参照。

を現象ごとに分類します。その後、**カテゴリー関連図**をつくります。カテゴリー関連図は、カテゴリーをプロパティとディメンションを使って関連づけたものです。プロパティとディメンションを用いることによって、分析者の思い込みによる結びつけを防ぎます。さらに、この仕組みがあることによって、通常の自分では思いつかないようなアイデアにたどりつく可能性を高めます。カテゴリー関連図ができたら、中心となるカテゴリーを1つ選んで現象の名前にします。

グラウンデッド・セオリー・アプローチでは、データを収集するたびに現象ごとのカテゴリー関連図を作ります。2事例目以降の分析では、同じ現象についてのカテゴリー関連図を重ねて**カテゴリー関連統合図**もつくります。そして、カテゴリー関連図とカテゴリー関連統合図を、概念（プロパティとディメンション、ラベル、カテゴリー）を用いて文章で説明した**ストーリーライン**を書きます。これは、表3－1（29ページ）の⑤～⑨にあたります。

(3) セレクティブ・コーディング

さいごにセレクティブ・コーディングでは、アキシャル・コーディングでつくった現象をいくつも集めて、カテゴリー同士を関係づけます。これが、より抽象度の高い現象を示す理論となるわけです。アキシャル・コーディングとセレクティブ・コーディングは、プロパティとディメンションを使って概念同士を関係づける点で、基本的には同じ作業です。アキシャル・コーディングでは小さめの現象を把握し、セレクティブ・コーディングでは大きめの現象を把握しようとする点だけが異なります。これは、表3－1（29ページ）の⑩にあたります。

4 プロパティとディメンションを用いた概念の把握

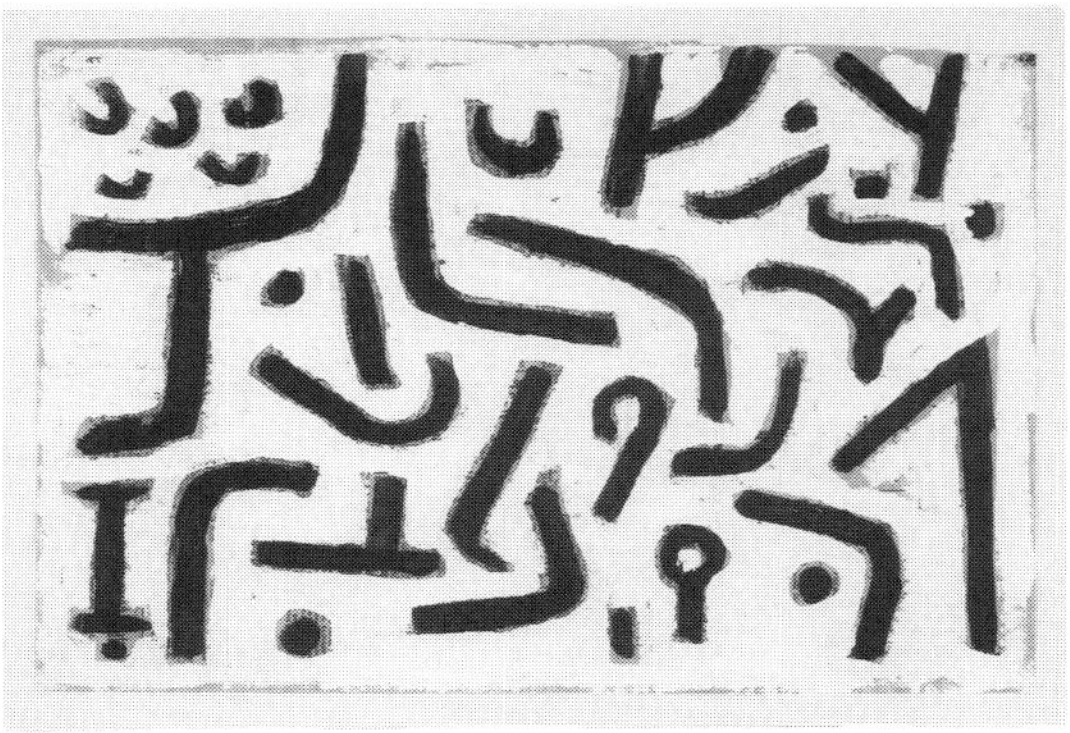
ポール・クレー「作物が芽生え始める」(1938)

理論産出を目標とするグラウンデッド・セオリー・アプローチにおいて、理論の基となる概念を適切に把握することは大変重要です。この章では、グラウンデッド・セオリー・アプローチで用いる4つの概念と、それらをどう使って現象を把握するのかを説明します。そして、分析の核となるプロパティとディメンションの役割を紹介した後、実際のデータを用いてラベルとカテゴリーを把握するまでの手順を説明します。

4-1 グラウンデッド・セオリー・アプローチにおける概念

すでに述べたように、グラウンデッド・セオリー・アプローチの目的は、理論を産出することです。**理論**は、抽象度の高い概念（**カテゴリー**）とそれを関連づける抽象度の低い概念（**プロパティ**と**ディメンション**、**ラベル**）とで構成されています[1]。理論産出のために概念を正確にとらえることは必須ですが、そのためには、分析のはじめにデータから抽出するプロパティとディメンションをうまく使うことが重要となります。

ここでは、グラウンデッド・セオリー・アプローチで用いる（1）概念の種類と、（2）現象と概念について説明します。

[1] カテゴリーとそれを関連づけるプロパティ、ディメンションで説明されることがほとんどですが、必要があればラベルも使います。

（1）概念の種類

グラウンデッド・セオリー・アプローチでは、**プロパティ**と**ディメンション**、**ラベル**、**カテゴリー**という4種類の概念を用います。これらはどれも概念ですが、抽象度が異なります。プロパティとディメンション、ラベル、カテゴリーの順で抽象度が高くなります。抽象度の異なる概念がマトリョーシカ人形のように入れ子（入れ籠）状になっていると考えていただけば、この構造が理解しやすいと思います（図４－１）。理論は、階層構造をなす概念によってつくられるわけです。

なぜ、こんなにたくさんの種類の概念が必要なのでしょうか。グラウンデッド・セオリー・アプローチでは、カテゴリーを正確にとらえるために、データからプロパティとディメンションという下位の概念を抽出し、それらをもとにして少し抽象度の高いラベルという概念を把握し、さらに似たものを集めてカテゴリーという上位の概念を把握するという段階を追った作業をおこなうからです。作業の方法は後で説明しますが、ここでは、ともかく４つの概念を使用することを覚えておいてください。

（２）現象と概念

図１－１（９ページ）では、セレクティブ・コーディングでつくった抽象度の高い現象を紹介しましたが、ここでは、それ以前の段階について説明します。まず、図４－２（49ページ）はカテゴリーです。この例では、ラベルa、ラベルb、ラベルcが一緒になってカテゴリーがつくられています。各ラベルには複数のプロパティがあり、さらに各プロパティには１つ以上のディメンションがつながっています。

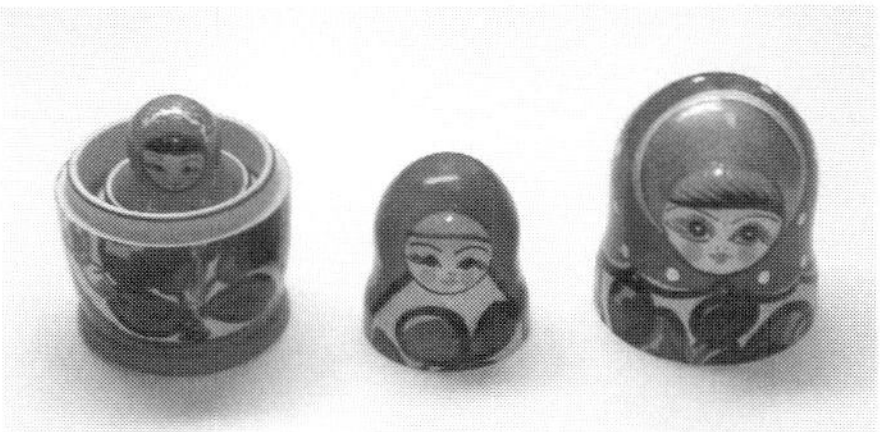

図４－１　マトリョーシカ人形

これを、分析の手順に沿って再度説明します。まず、それぞれの切片データからプロパティとディメンションを抽出し、それをもとにしてラベル名をつけた後、似たラベルを集めてカテゴリーをつくったものが図4－2です。ここまでの作業がオープン・コーディングと呼ばれます。

さて、カテゴリーが把握されたら、カテゴリー同士の関連を検討し、他のカテゴリーと結びつけることによって現象を把握します。現象は複数のカテゴリーを関連づけたものです。たとえば、図4－3は6つのカテゴリーが関連づけられたカテゴリー関連図です。（先に説明した、図4－2全体のようなカテゴリーが6つ結びついているわけです。）各カテゴリーの下には、それぞれのカテゴリーがもつ主なプロパティとディメンションがくっついており、これらの組み合わせにより他のカテゴリーと関連づけられています。[2]

グラウンデッド・セオリー・アプローチでは、現象の中心となるカテゴリーがその現象の名前になります。図4－3の例では、6つのカテゴリーの中心となっているものが【カテゴリーA】ですから、現象の名前は「A」です。そしてカテゴリーB～Fは現象Aを説明するものです。

[2] カテゴリー同士の関連づけについては、6章で説明します。

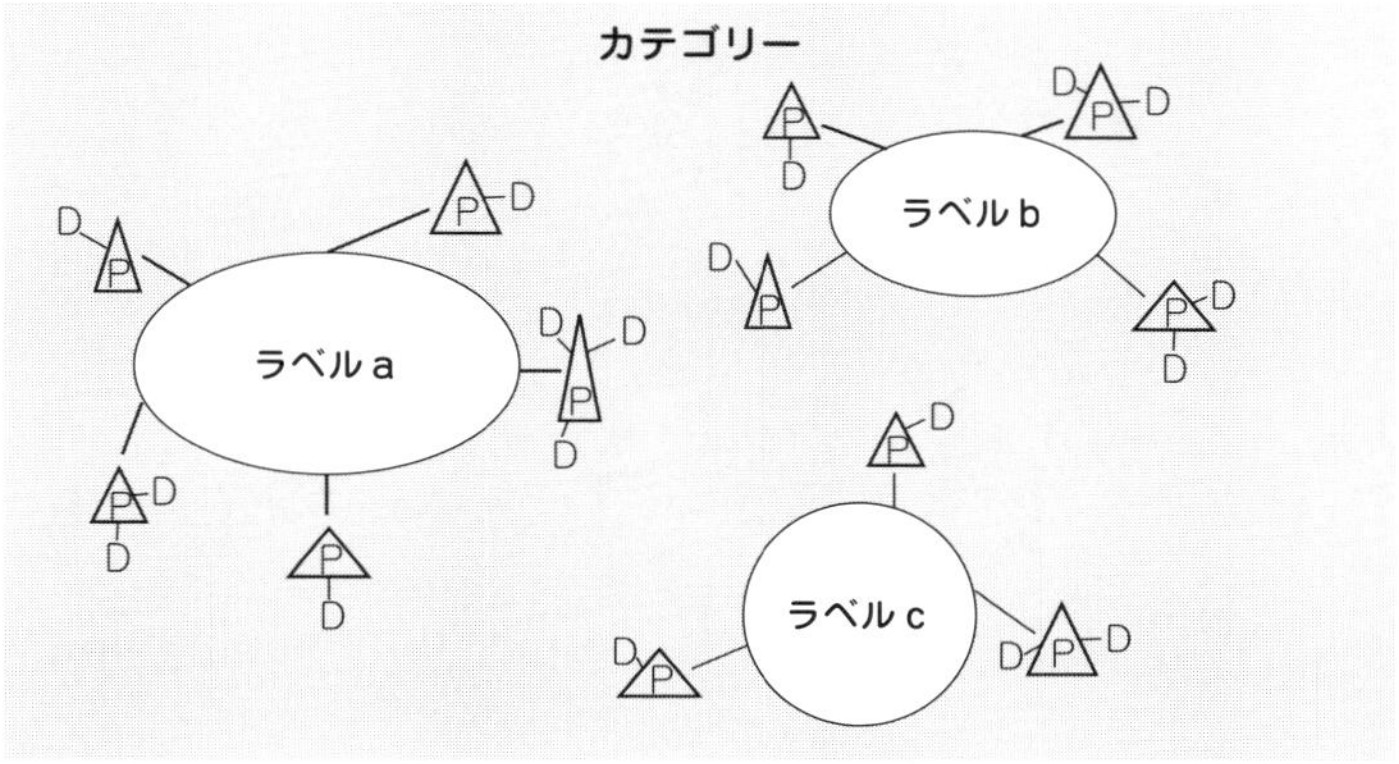

P＝プロパティ　D＝ディメンション

図4－2　カテゴリー

（1）各ラベルは複数のプロパティとディメンションで成り立っている。
（2）各プロパティには1個以上のディメンションが属する。

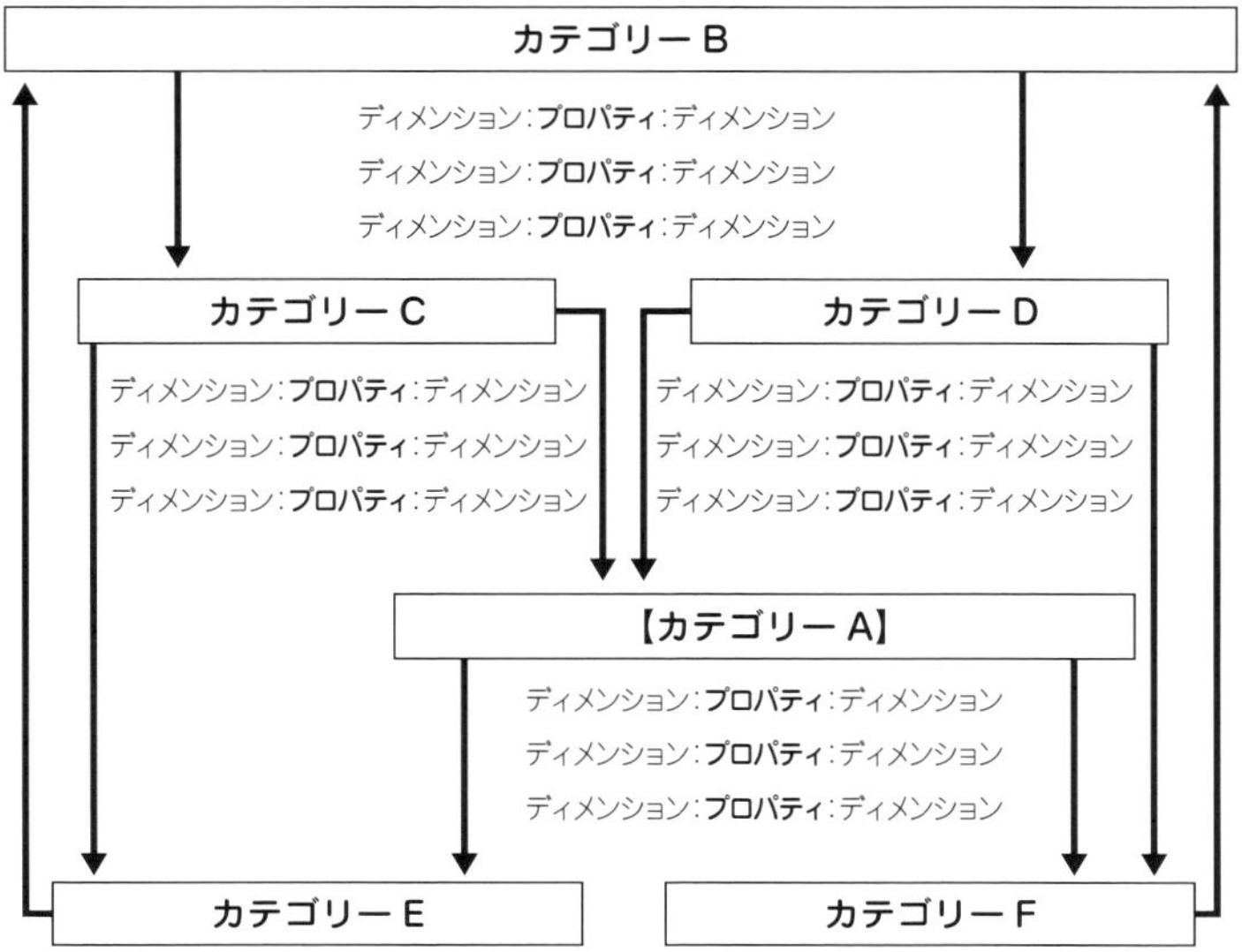

＊【　】は中心となるカテゴリー

図4－3　Aという現象に関わるカテゴリー関連図

4-2 プロパティとディメンションの役割

プロパティと**ディメンション**はグラウンデッド・セオリー・アプローチの核になるものです。プロパティとディメンションの役割として、(1)概念抽出の土台づくり、(2)カテゴリーを把握するヒントの提供、(3)カテゴリー同士の関係づけ、(4)変化パターンの表示、(5)データ解釈の説明があげられます。ここでは、これら5つの役割について説明したいと思います。

(1) 概念抽出の土台づくり

グラウンデッド・セオリー・アプローチは、概念を抽出し、それらを関連づけることによって現象をとらえようとする方法ですから、概念を正確にとらえることは必須です。しかし、データから概念を抽出する作業は容易ではありません。分析手順をおざなりにしてしまうと、データから突然、自分の信念だけを頼りに概念を抽出するようなことになってしまいます。質的研究では、研究者が道具になってデータ収集と分析をおこないます。分析者という〝道具〟の精度がよほど高ければそのような方法でもよいかもしれませんが、そうでなければ、おかしな結果にたどりついてしまう危険性が高くなります。

そこでグラウンデッド・セオリー・アプローチでは、データから最初に抽出するプロパティとディメンションという下位の概念を手がかりにして、概念の抽象度を少しずつ上げることで、分析者のバイアスがかかりにくい状況をつくろうとします。プロパティとディメンションは、概念抽出作業の基礎となるものです。

（2）カテゴリーを把握するヒントの提供

まず、カテゴリーを把握するイメージトレーニングです。

「〝分類〟は〝食べ物〟、〝色〟は〝黄色〟、〝大きさ〟は〝10センチ〟のものってなんでしょう?」と言われたら、どう答えますか? バナナ、卵焼き、マンゴー、パプリカ、レモン、たくわん、カステラ、バームクーヘン…のようにたくさんの候補があります。

ここで、「〝形〟が〝楕円形〟」というヒントが加わると、今

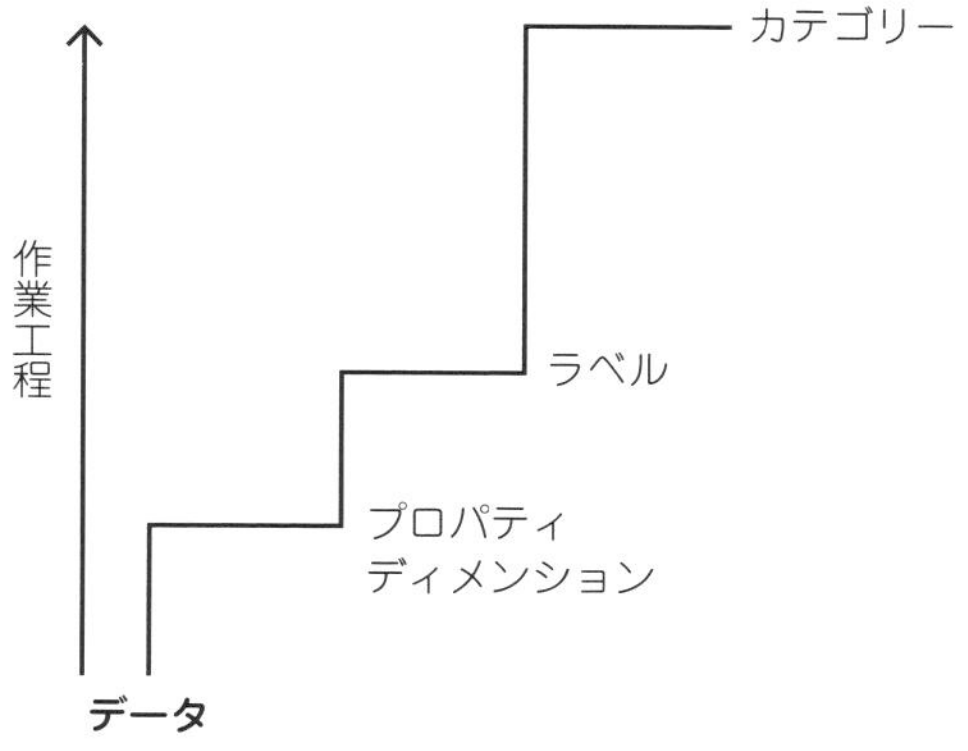

図4－4　ＧＴＡにおける４つの概念

抽象度の低い概念（プロパティとディメンション）の抽出からはじめ、１歩ずつ段階を昇るような地道な作業を続けてカテゴリーにたどりつこうとします。

あげたもののうち、カステラ、バームクーヘン以外のものになります。「〝カテゴリー〟が〝果物〟」の追加で、パプリカとたくわんも対象外に。さらに「〝味〟は〝甘い〟」、「〝固さ〟は〝柔らかい〟」「〝原産地〟は〝南国〟」まで進むと、バナナとマンゴーだけが残ります。最後に「〝種〟の数が〝ゼロ〟」と言われると・・・答えはバナナだとわかります[1]。

ヒントが出るごとに対象が絞られ、最後に答が残りました。概念も同じです。カテゴリーがデータの中に目に見える形でころがっていることは少ないので、データを読んでいるだけでは永久にカテゴリーには巡り会えません。どのような概念なのかを突き止めるためにはヒントが必要です。グラウンデッド・セオリー・アプローチではプロパティとディメンションをヒントにして、カテゴリーの正体を知ろうとします。

(3) カテゴリー同士の関連づけ

プロパティとディメンションは概念同士を関連づける際にも有用です。6章で出てくるカテゴリー関連図は、複数のカテゴリーを使って現象を把握し、理論を図示したものです。これをつくるためには、カテゴリーを把握するだけでなく、カテゴリー同士をどう関連づけるかが重要です。

カテゴリーを自分の考えで自由に結びつけてしまうと、バイアスのかかった結びつ

[1] 〝 〟がプロパティ、〝 〟がディメンションにあたります。

けになってしまう可能性が高くなります。また、データで語られた、または出てきた時系列か、通常考えられる起承転結に沿った結果になってしまう可能性も高いでしょう。つまり、自分の思考範囲を超えたアイデアを出すことが難しくなってしまいます。

研究法を用いるのは、普段の自分だったら思いつかないようなアイデアを出すためです。グラウンデッド・セオリー・アプローチには、カテゴリーは必ずプロパティとディメンションを使って他のカテゴリーと関連づけなくてはならないというルールがあります。そのルールがあるからこそ、間違った結びつけをすると辻褄が合わなくなって結びつけられなくなってしまい、自分の間違いに気づくことができます。くわえて、通常では思いつくことのできない結びつけに至ることもできるのです。

(4) 変化パターンの表示

プロパティとディメンションには、他の用途もあります。通常、1つの現象の中には、スタートから帰結に至るいくつもの変化のプロセスが存在します。研究協力者全員の変化プロセスを、たった1つのパターンで示すことは不可能です[2]。そこで、現象を構成するカテゴリーのプロパティから見てディメンションがどの範囲にあるのかを把握するとともに、それらを統合した結果として複数の変化のプロセスのパターンを

[2] 多数派だけを示すのであれば1つのパターンでもよいかもしれませんが、それでは理論になりません。

見いだそうとするのです。

表4-1（次ページ）は小児がんという診断がついて入院した子どもと専門医との医療面談の場でのやりとりのデータを分析した結果の一部です。[3] 中心カテゴリーである【情報の共有】は、病名、一般的な病態、治療・検査（治療内容と予想される副作用、検査方法、入院と治療の期間）、子どもの病状（その子どもの検査結果、病巣の大きさと場所、これまでの経過と今後予想される症状）などの情報に関わる医師と子どものやりとりを示すもので、《情報共有の導入》《軌道修正の努力》《がんばりの促し》《聞きたい気持ちの表出》《拒否の表出》《理解とがんばりの表出》という6つのカテゴリーが関わっていました。そして、現象のプロセスは、医師の子どもに対する〝押しつけ度〟〝脅し度〟〝不安の緩和度〟〝意志の尊重度〟〝共感度〟〝好奇心の促し度〟にくわえて、〝両親の不安の表出度〟という7つのプロパティから見たディメンションの組み合わせの違いによって、〔スムーズな情報共有〕、〔軌道の修正〕、〔予想外の拒否〕、〔悪循環〕という4種類の変化のパターンが生じていました。[4]

このように変化のパターンを把握することによって、ディメンションがどう変化すれば、あるパターンから別のパターンに移動するのかがわかります。さらに、6章の図6-4〜7に示すようにいろいろなプロセスのパターンをカテゴリー関連統合図で確認することにより、よりよい方向に変化を生じさせる状況を検討することもできます。

[3] 戈木クレイグヒル滋子・三戸由恵・畑中めぐみ 2008「情報の共有――小児がんの子どもへの医療面談」『質的心理学研究7号』pp.225-239.

[4] 誤解がないようにつけ加えますが、先にプロパティを設定するのではありません。各カテゴリーのプロパティを軸にして、事例ごとにディメンションを記した一覧表をつくると、同じプロセスを示す事例では、いくつかのプロパティのディメンションが同じであることがわかるはずです。この作業を行うことによって、最終的に、プロセスを分類する主なプロパティが把握できます。詳細は、以下をご覧ください。
戈木クレイグヒル滋子 2008『実践グラウンデッド・セオリー・アプローチ――現象をとらえる』新曜社

表４－１　【情報の共有】現象にみられた４つのパターン

	パターン	A:スムーズな情報共有	B:軌道の修正	C:予想外の拒否	D:悪循環
医師の対応	押しつけ度	低い	低い	中〜高い	高い
	脅し度	低い	低い	中	高い
	不安の緩和度	中〜高い	高い	中〜低い	低い
	意思の尊重度	中〜高い	高い	中〜低い	低い
	共感度	中〜高い	高い	中〜低い	低い
	好奇心の促し度	低い	低い	中〜高い	中〜高い
両親の不安の表出度		低い	低い	中〜高い	中〜高い

ちなみにこの調査では、子どもに本当のことを伝えていない状況への疑問が高まり、子どもに病名を話しても問題がない状況を体験することが、〝子どもに病名を伝えることへの考え方〟と〝リスクのとらえ方〟のディメンションを変化させ、Ｃパターン（予想外の拒否）やＢパターン（軌道の修正）だった医師を、Ａパターン（スムーズな情報共有）の方向に変化させていることがわかりました。医師たちが子どもに病名を告知するような方向に状況を変化させたいのであれば、子どもに本当のことを伝えない状況への疑問を高め、話しても問題がないことを体験してもらうような介入をおこなえばよいことになります[5]。

このように、プロパティとディメンションは、プロセスの変化をパターンとしてとらえる際にも有効です。

[5] グラウンデッド・セオリー・アプローチの分析の結果は、次の段階の介入研究にもつなげやすいと思います。

(5) データ解釈の説明

最後に、プロパティとディメンションを使うことによって、解釈の根拠と分析者の思考の道筋を他者と共有することもできます。研究は『結果すべて』ですから、すごいと思える研究結果を目指すことが重要です。しかし同時に、「どうしてこのデータから、この結果が導かれたのか?」を論理的に説明できることも大切だと思います。

データ解釈の道すじをわかりやすい形で提示することは、なかなか難しいことですが、プロパティとディメンションを使えば、そのカテゴリーが生データからどのように抽出されたのかを説明できます。思考の道筋を他者と共有できれば、議論を通してよりよい分析のアイデアを得ることのできる可能性も高まりますから、メリットは大きいと思います[6]。

従来、分析作業の中でブラックボックスと呼ばれていた部分を少しでも共有できる形にした点で、プロパティとディメンションはとても有用だと思います。

以上のように、プロパティとディメンションが多ければ多いほど、概念を正確に把握し、関連づけ、変化パターンを示し、データ解釈を説明することが容易になります。ですから、プロパティとディメンションを増やすことは必須なのです。

[6] これは、学会やゼミの場での議論だけでなく、教員から指導を受けるときや査読者とのやりとりにも使えます。

4−3 概念の把握

グラウンデッド・セオリー・アプローチは「データのおもしろ味を除いてしまったような不適切な概念名を使う」と批判されることがあります。もちろん、理論をつくることを目標にするグラウンデッド・セオリー・アプローチでは、データをそのままの形で扱うことはできませんから、**概念**の形に変え、抽象度を上げていく作業をおこないます。しかし、適切な名前であると同時に、データの味を損なわないようなカテゴリー名をつけることも可能ではないかと思います。

ここでは、(1) 概念名のつけ方、(2) ラベル名をつけるまで、(3) カテゴリー名をつける、について説明します。

(1) 概念名のつけ方

ここまでに述べたように、概念にはいろいろな抽象度のものがあります。最終的に、理論を構成するものは**カテゴリー**ですが、データから突然カテゴリーをとらえようとするのは、金魚すくいでクジラを捕まえようとするのと同じくらい無謀な試みです。そこでグラウンデッド・セオリー・アプローチでは、データを前にしたら、まずデータをよく読み込んで理解した後で、プロパティとディメンションを抽出し、それを使ってラベルを抽出し、さらにカテゴリーへと段階を追って抽象度を上げることによって、概念を手堅く把握しようとします。

概念（ラベルとカテゴリー）に名前をつける作業は、記述から概念化に向かうことを方向付けるものです。[1] **ラベル名**は切片データの内容を端的にあらわすもの、**カテゴリー名**は同じグループ内にあるラベルの内容を包括するものです。ときに、やたらに長い名前や、とても覚えられそうにない難解な名前がつけられていることがありますが、理論化を進みやすくするために名前をつけるのですから、覚えやすく短い名前のほうが扱いやすいと思います。

概念名は、プロパティとディメンションを手がかりにして考えます。**インビボコード**（in vivo code）を使うこともあります。インビボコードとは、話し手の言葉そのものを指します。話し手が発した言葉がデータの内容をあらわすのに適していると思われるときに、それを概念名として使います。既存の概念名（たとえば、コーピング、サポート、スティグマ、傾聴などのような）を借用する人がいますが、このようなものを使ってしまうと、その概念のもつ定義にしばられて自由に発想することが難しく

［1］グラウンデッド・セオリー・アプローチでは**コーディング**と呼びますが、概念に名前をつける作業は、**ネーミング**や**ラベリング**と呼ばれることもあります。

なってしまいますから、避けたほうが無難です。

概念名をつけたら、もとの切片データと読み合わせ、適当かどうかを必ず確認することで、分析がおかしな方向に進まないようにします[2]。

(2) ラベルの把握まで

それでは、具体的な説明に入ります。まず重要なことは、データ全体を十分に理解したうえで、切片化をおこなうということです。その上で、生データのかたまりである切片を、概念におきかえます。

ここでは、実際のデータを使ってプロパティとディメンションをあげてラベル名をつけます。以下、①プロパティとディメンションの抽出、②ラベル名をつける、の順で紹介します。

①プロパティとディメンションの抽出

図3-1(33ページ)として示したデータを切片にしたものが、表4-2(60-63ページ)です。1つの切片だけを見て(上下の切片は見ず)、プロパティとディメンションをあげます。たとえば1番のデータは、「看護師になって2年目に受け持ったんだけど、その子とは波長が合わなくて、会話がイマイチもりあがらなかったのね。」

[2] グラウンデッド・セオリー・アプローチには、分析作業の中で、データにそぐわない不適切な概念名をつけてしまわないために規制がかかるシステムがあります。まず、ラベル名をつけた時点、次にカテゴリー名をつけた時点で、切片データとのつきあわせをおこなうことによって、概念化がおかしな方向に進むことを防ぎます。さらに、パラダイムやカテゴリー関連図の作成の過程で、ラベルからカテゴリーへのまとめ方が適切か、カテゴリー名が適切かも確認します。これらのチェックさえ怠らなければ、大幅にずれたカテゴリー名にはたどりつかないはずなのです。

表4－2　切片化したデータ

切片番号	データ	プロパティ	ディメンション	ラベル
1	看護師になって2年目に受け持ったんだけど，その子とは波長が合わなくて，会話がイマイチもりあがらなかったのね。			
2	お母さんもちょっと話しかけにくいし。			
3	まあいいや（笑），担当だからとりあえず時々は顔見に行って・・くらいの感じで，表面的に接してた。			
4	でも，急に状態が悪くなって，うーん（眉間にしわを寄せた暗い表情で5秒の間）・・それからは関われなくなって（声が小さくなる）。			
5	部屋に行ったら，子どももお母さんも辛そうで，話しかけるどころじゃないし。			

6	私，そこにいて，何をしていいかわからなくなってしまって・・（3秒の間）。			
7	状態が悪くなるまでは，いいや，何かあったら自分から言うでしょ，くらいに思ってたんだけど，			
8	悪くなったら，子どもともお母さんとも会話もできないから，病室に行きにくくなっちゃって・・・（5秒の間）。			
9	で，気になるから，同期のナースにチラッと聞いたら，「えっ，私，お母さんと全然しゃべれてるよ」って言われて，			
10	それで，ダメだ，私だけしゃべれないんだって自信がなくなって。			
11	先輩とお母さんがすごくしゃべってる場面も見かけて，自分と比べて違うなあって，			

12	やっぱり，私じゃ頼りないよなあって自信なくしちゃって。			
13	それと，今（看護歴５年）なら，こういうふうに声かけてみて，こういう反応ならこういうことができるとか対応できるんだけど，			
14	その時は，声もかけられないから何もできなくて，ほんとにもうどうしていいかわかんなくなっちゃったの（声が小さくなる）。			
15	（3秒の間）・・うんと，それで結局，その子の部屋には行けなくなって，担当も外れたの（眉間にしわを寄せた暗い表情）。			
16	だから，（その子が）亡くなった後，自分はしっかりその子を見れなかったって落ち込んだし，			
17	そのあとも，数ヶ月は自己嫌悪で落ち込んでたんだけど，			

18	信頼してた先輩に思い切って相談したら,「次も後悔したくなかったら, ともかく苦手な患者さんと毎日話しなさい」って言われて,			
19	それで, わざと苦手な男の子の部屋に毎日行って, がんばって10分座って話そうと決めたの。			
20	最初は無視されて, やめたくなったんだけど,			
21	毎日繰り返しているうちに,			
22	だんだんその子と話が続くようになって, 苦手感がなくなって,			
23	気付いたら, 他の苦手な子にも対応できるようになってた。			

です。

まず、「看護師になって2年目に受け持ったんだけど」部分から、〝時期：看護師になって2年目〟〝立場：受け持ちの看護師〟があがります。[3] 続く、「その子とは波長が合わなくて」部分から、〝子どもと波長が合わない度合い：高い〟〝波長が合わない対象：限定［その子とは］〟が抽出されます。[4]

最後の「会話がイマイチもりあがらなかったのね。」部分からは、〝会話のもりあがり度合い：低い〟が抽出できます。そして、この切片全体を通して、〝会話がもりあがらない理由：波長が合わないため〟〝関わりの困難さ：中［イマイチ］〟をあげることができます。

いかがでしょうか。データを短い言葉におきかえているだけのようにみえますが、データを見る視点である**プロパティ**と、そこから見たときのデータの見え方を示す**ディメンション**を意識していることがおわかりになりましたか。グラウンデッド・セオリー・アプローチでは、データを大切にして、データに基づいた分析をおこなうために、データを読み込んだ後に[5]切片化し、切片ごとにデータを細かくなぞっていきます。その時、同時に、概念を扱う作業へのシフトがスムーズになるように、データをプロパティとディメンションにおきかえるわけです。

プロパティとディメンションを抽出する時は、思いつくものは何でも、ダブって

[3] ここでは〝プロパティ：ディメンション〟の形であげています。

[4] 2つめの〝限定〟の根拠を［　］で示しています。

[5] 「3-2　データの読み込み」参照。

も、表現がおかしくても気にせず、どんどん出してみることをお奨めします。プロパティとディメンションが多ければ多いほど概念の正体が把握しやすくなるのですから、なるべくたくさんのプロパティとディメンションをあげましょう。もし、1つのプロパティに複数のディメンションをあげることができれば、そのほうが望ましいです。

また、〝〜の有無〟〝〜の大小〟というような二項型プロパティは避けた方がよいと思います。データによってはどうしてもそういう形でしか取り出せないこともあるかもしれませんが、連続するディメンションの広がりの中で、その概念がどういう範囲に位置するのかを把握することが大切だからです。少なくとも〝〜の有無〟ではなく〝〜の度合い〟、〝〜の大小〟ではなく〝〜の大きさ〟と、度合いが具体的に表現できる形でディメンションをあげることが大切です。そして、もしも可能であれば、数字などの客観的指標も用いるべきです。

さいごに、はっきりとデータに出てきていないけれど、たぶんこうだろうなと推測できるものは、とりあえず書いて疑問符をつけておきます。書かないで放っておくと、忘れてしまう可能性が高くなるからです。候補として残しておけば、今後のデータで検討して、修正するなり省くなりという判断ができます。[6]

[6] グラウンデッド・セオリー・アプローチはアイデアを大切にするので、ともかく思いついたものはなんでもメモとして書き残すべきだと考えられています。

②ラベル名をつける

プロパティとディメンションを抽出したら、次に切片データにラベル名をつけます。**プロパティとディメンションに出てきた言葉を組み合わせて、**切片データを端的にあらわす名前をつけるので、プロパティとディメンションが多いほうが選択肢が広がります。

たとえば、1番の切片には、プロパティとディメンションに出てきた言葉を合わせて〈子どもとの会話のもりあがらなさ〉という名前をつけました。いったん名前をつけたら、必ず切片データ「看護師になって2年目に受け持ったんだけど、その子とは波長が合わなくて、会話がイマイチもりあがらなかったのね。」と見比べて、内容に対応した名前になっているかどうかを確認します。

ラベル名をつけるときに、かっこいい名前にしようとか、体言止めでなくてはならないとか考える必要はありません。データを端的にあらわし、短いものならどんなものでもよいと思います。もし、データに複数の内容が含まれているためにラベル名をつけることができないと感じる場合には、切片をさらに小さく切り分けます。

ところで、切片化によって切片部分が文脈から切り離されているために、各切片だけを見てつけるラベル名が、文脈を無視したものになってしまうのではないかと心配する方がおられるかもしれません。しかし、切片化の前にデータを読み込み、データ全体を理解していれば、まったく見当違いの名前がつくことはないと思います。また、たとえこの時点でずれた名前になってしまったとしても、チェックさえ怠らなければ、次におこなうカテゴリーにまとめて名前をつける作業や、その後のカテゴリーを関連づけていく作業の中で、付け替えざるをえなくなります[7]。

表4-3（69-75ページ）は、私がつけたプロパティ&ディメンション、ラベル名です。どんなラベル名がふさわしいかという答えは一つではないと思います。分析者の関心や経験、嗜好によって、異なる名前がつくのは当然です。ただし、「**私だったら違う名前をつけるけど、そういう名前もありえる**」と**他の人が評価する範囲内**であることは必須です[8]。

（3）カテゴリーの把握

ラベル名をつけたら、プロパティとディメンション、ラベル名をつけたデータを切片ごとに切り離します。文字通り、物理的にバラバラにしたほうが作業が楽です。その後、主にラベル名を見ながら、似たもの同士をグループにまとめます。当然、同じプロパティをもったものは同じカテゴリーに落ちつく可能性が高いと思います。

いったんグループをつくったら、グループごとにラベル名と切片データを読んで、その分け方でよいのかを確認します。そしてそれが終わったら、それぞれのグループ

[7] カテゴリー名をつける段階でも、必要があればラベル名に戻って付け替えます。この行きつ戻りつが大切なのです。

[8] 表にあげたものより適切な名前があるかもしれませんが、「それもありえる」範囲であれば、つけた名前がどうかということより、どういう感じでつけていくのかを示した例としてみていただきたいと思います。

に集まった切片のラベル名やプロパティとディメンションを見ながら暫定的なカテゴリー名をつけます。各切片データに戻って、名前が適切かを確認し、それでよさそうであれば最終的なカテゴリー名とし、今度はその名前をもとにしてプロパティとディメンションを適切な表現に変えて一覧表をつくります。このとき、カテゴリー名から考えて必要なプロパティがあれば追加し、データに戻って対応するディメンションがないかを探します。そして、ディメンションが見あたらなければ、疑問符をつけて理論的サンプリングに用います。

表4－4（76－83ページ）には、切片データをカテゴリーごとに表示し、カテゴリー名をもとにして表現を変えたプロパティとディメンションを示しました。この段階でつけ加えたプロパティには☆をつけています。この表についてもラベル名と同じで、これが正解だというわけではありません。データに適切な名前でさえあれば、いろいろな名前があってよいと思います。

表4－3　データ, プロパティとディメンション, ラベル名一覧

切片番号	データ	プロパティ	ディメンション	ラベル名
1	看護師になって2年目に受け持ったんだけど, その子とは波長が合わなくて, 会話がイマイチもりあがらなかったのね。	時期	看護師になって2年目	子どもとの会話のもりあがらなさ
		立場	受け持ちの看護師	
		子どもと波長が合わない度合い	高い	
		波長が合わない対象	限定［その子とは］	
		会話のもりあがり度合い	低い	
		会話がもりあがらない理由	波長が合わないため	
		関わりの困難さ	中？	
2	お母さんもちょっと話しかけにくいし。	母親への話しかけにくさ	中［ちょっと］？	母親の話しかけにくさ
		関わりにくい対象	母親	
		関わりにくい対象の数	複数［も］	
		文末の「し」が意味するもの	前切片と並べて事実を強調する	
3	まあいいや（笑）, 担当だからとりあえず時々は顔見に行って・・くらいの感じで, 表面的に接してた。	割り切りの度合い	高い	とりあえずの関わり
		楽観的に考える度合い	高い	
		関わりの理由	担当だから	
		関わり方の姿勢	とりあえず	
		「とりあえず」が意味するもの	十分な対応は後回しにして, 暫定的に対応する様子	
		関わる方法	時には顔を見に行くくらい	
		関わりへの積極性	低い	
		関わる頻度	時々	
		関わりの困難さ	低い？	
		関わり方	表面的	

4	でも，急に状態が悪くなって，うーん（眉間にしわを寄せた暗い表情で５秒の間）・・それからは関われなくなって（声が小さくなる）。	「でも」が意味するもの	前切片への逆接	急な悪化に伴う関われなさ
		状況の変化	あり	
		（子どもの）状態	悪化	
		状態の悪化の速さ	急速	
		語り手の表情	眉間にしわを寄せた暗い表情	
		推測する５秒間が空いた理由	考えこみ？	
		関われなくなったきっかけ	急な状態の悪化	
		関われない度合い	高い	
		語り手にとっての経験のつらさの度合い	高い［暗い表情，５秒の間，声が小さくなったことから］	
5	部屋に行ったら，子どももお母さんも辛そうで，話しかけるどころじゃないし。	場面	部屋に行ったとき	話しかけるどころじゃない母子
		辛そうにみえる人	子どもと母親	
		母子の様子	辛そう	
		話しかけにくさ	かなり高い［どころじゃない］	
		話しかけにくい理由	母子ともに辛そうだから	
		文末の「し」が意味するもの	次の切片へのつなぎ	
6	私，そこにいて，何をしていいかわからなくなってしまって・・（３秒の間）。	場所	そこ（病室）	対応へのとまどい
		対応方法がわからない度合い	高い［何をしていいかわからない］	
		とまどいの度合い	高い	
		とまどう理由	対応方法がわからないから	
		推測する３秒間が空いた理由	その時の状況を思い出して考え込んでいる？	
		文末の「しまって」が意味するもの	困った状態に陥ってしまったという思いの表現	
7	状態が悪くなるまでは，いいや，何かあったら自分から言うでしょ，くらいに思ってたんだけど，	状態が悪くなるまでの思い	何かあったら自分から言う	受け身の関わり
		「は」が意味するもの	時期の限定	
		状況を楽観視する度合い	高い	
		予測内容	何かあったら自分から言う	

		（患者側から）話しかけてくることへの期待	あり	
		関わり方	受け身，消極的	
		問題意識	低い	
		割り切りの度合い	高い	
		文末の「けど」が意味するもの	内容が反対の次の切片との結びつけ	
8	悪くなったら，子どもともお母さんとも会話もできないから，病室に行きにくくなっちゃって・・・（5秒の間）。	（子どもの）状態	悪化	行きにくくなった病室
		病室へ行きにくくなった時期	（子どもの状態が）悪くなってから	
		会話もできない対象	母と子	
		母子とできない事柄	会話、会話以外にもあり［会話も］	
		「とも」が意味するもの	対象が複数いることの強調	
		病室へ行きにくい度合い	高い	
		行きにくい理由	母子と会話もできないから	
		「なっちゃって」が意味するもの	困った状態に陥ってしまったという思いの表われ	
		推測する5秒間が空いた理由	言いよどみ？	
9	で，気になるから，同期のナースにチラッと聞いたら，「えっ，私，お母さんと全然しゃべれてるよ」って言われて，	「で」が意味するもの	前文を受けての思いと行動	同期へのさぐり
		聞いた理由	気になるから	
		聞いた相手	同期のナース	
		おこなったこと	チラッと聞いた	
		推測する「チラッと聞いた」理由	知りたいが聞きにくい	
		「チラッと聞いた」が意味するもの	さぐり	
		「ら」が意味するもの	次の文章へのつなぎ	
		返事	「えっ，私お母さんと全然しゃべれてるよ」	
		返事の内容	母親と話すことができている	
		意外さを表現された度合い	高い［えっ］	
		「て」が意味するもの	次の切片の結果が生じる理由	

10	それで，ダメだ，私だけしゃべれないんだって自信がなくなって。	「それで」が意味するもの	結果	話せないことによる自信喪失
		状況を深刻に捉える度合い	高い［ダメだ］	
		話せない人	自分だけ，限定	
		他者と比較する度合い	高い［私だけ］	
		確信の度合い	高め	
		自信喪失の度合い	高い	
		自信喪失の理由	自分だけ話せない	
11	先輩とお母さんがすごくしゃべってる場面も見かけて，自分と比べて違うなあって，	目撃したもの	先輩と母親がすごくしゃべっている場面	先輩と自分との違い
		母親の先輩との会話量または会話頻度	多い［すごく］	
		「て」が意味するもの	自分と違うなと思った理由	
		比較の対象	先輩	
		比較の内容	母親との会話	
		比較による結果	自分と違う	
		「って」が意味するもの	と思った	
12	やっぱり，私じゃ頼りないよなあって自信なくしちゃって。	「やっぱり」が意味するもの	自分が感じていたことへの確信，当然という思い	頼りない自分への自信喪失
		自信喪失の度合い	高い	
		自信喪失の理由	私じゃ頼りない	
		他者との比較	あり［私じゃ］	
		自己評価	頼りない，低い	
		（母からの）評価が低いことを予測する度合い	高い［やっぱり］	
13	それと，今（看護歴５年）なら，こういうふうに声かけてみて，こういう反応ならこういうことができるとか対応できるんだけど，	「それと」が意味するもの	追加	今なら対応できる
		時期	今（看護歴５年）	
		「なら」が意味するもの	今の状況への限定	
		対応への自信	高い［対応できる］	
		自信の根拠	反応にあわせて対応できる	

		対応の内容	反応に応じた働きかけ	
		評価の対象	自分	
		文末の「だけど」が意味するもの	この切片と反対の内容に続くことを示す	
14	その時は，声もかけられないから何もできなくて，ほんとにもうどうしていいかわかんなくなっちゃったの（声が小さくなる）。	時期の限定	あり，その時	対応へのとまどい
		できたこと	なし	
		何もできない理由	声もかけられないため	
		とまどいの度合い	高い	
		とまどう理由	対応がわからない	
		文末の「なっちゃったの」が意味するもの	困った状態に陥ったという思いの表現	
		声が小さくなった理由	思い出す辛さ？	
15	（3秒の間）・・うんと，それで結局，その子の部屋には行けなくなって，担当も外れたの（眉間にしわを寄せた暗い表情）。	推測する3秒間が空いた理由	気持ちを立て直して話を続けようとしている？	できなくなった訪室
		「うんと」が意味するもの	気持ちを立て直そうとしている？	
		「それで結局」が意味するもの	結果として生じたこと	
		結果として生じたこと	その子の部屋には行けない，担当を外れる	
		訪室できない度合い	高い	
		訪室できない部屋の限定	あり［には］	
		担当を外れた理由	部屋に行けない	
		表情	眉間にしわを寄せた暗い表情	
16	だから，（その子が）亡くなった後，自分はしっかりその子を見れなかったって落ち込んだし，	「だから」が意味するもの	結果として生じたこと	しっかり見れなかったという落ち込み
		自分の評価	しっかり見れなかった	
		結果として生じたこと	落ち込んだ	
		落ち込んだ時期	亡くなった後	
		落ち込みの度合い	高い	
		落ち込んだ理由	しっかり見れなかった	
		「し」が意味するもの	次の切片と並列で事実を示す	

17	そのあとも，数ヶ月は自己嫌悪で落ち込んでたんだけど，	「そのあと」が意味するもの	（子どもが亡くなった）後	自己嫌悪による落ち込み
		落ち込んだ時期	その後の数ヶ月	
		「も」が意味するもの	後の数ヶ月以外にも落ち込んだ期間がある	
		落ち込んだ理由	自己嫌悪	
		文末の「けど」が意味するもの	次の切片とのつなぎ	
18	信頼してた先輩に思い切って相談したら，「次も後悔したくなかったら，ともかく苦手な患者さんと毎日話しなさい」って言われて，	行動したこと	先輩への相談	先輩への相談
		努力の度合い	高い［思い切って］	
		相談した相手	信頼していた先輩	
		先輩にアドバイスされた内容	苦手な患者と毎日話す	
		苦手な患者と毎日話す理由	次に後悔しないため	
		「て」が意味するもの	引き続いて生じる状況につながる	
19	それで，わざと苦手な男の子の部屋に毎日行って，がんばって10分座って話そうと決めたの。	「それで」が意味するもの	結果としておこなったこと	苦手な子どもと話す努力
		意図的におこなった度合い	高い［わざと］	
		努力の内容	苦手な男の子と10分話す	
		努力の頻度	毎日	
		努力の対象	苦手な男の子	
20	最初は無視されて，やめたくなったんだけど，	最初に体験したこと	無視される	やめたい思い
		やめたくなった理由	無視されたため	
		やめたい思いの度合い	高い	
		「けど」が意味するもの	反対の内容につなげる	
21	毎日繰り返しているうちに，	繰り返しの頻度	毎日	毎日の繰り返し
		繰り返しを継続する度合い	高い	
		「うち」が意味するもの	（繰り返している）間	

22	だんだんその子と話が続くようになって，苦手感がなくなって，	変化の速さ	だんだん	苦手感の消失
		変化の内容	話が続くようになる，苦手感の消失	
		苦手感がなくなった理由	話が続くようになったから	
		変化の結果	その子と話が続くようになる	
		文末の「って」が意味するもの	次の切片へのつなぎ	
23	気付いたら，他の苦手な子にも対応できるようになってた。	切片が示すもの	自分の変化への気づき［〜なってた］	苦手な子にも対応できるという変化
		気付いたこと	他の苦手な子にも対応できる	
		変化を意識していた度合い	低い［気付いたら］	
		苦手な子への対応	可能になる	

表4－4 カテゴリーごとのデータ，プロパティとディメンション，ラベル名一覧

カテゴリー名に合わせて表4－3とはプロパティとディメンションの表現を変えています。追加したものには☆を付けています。

カテゴリー《関わりの困難さ》

切片番号	データ	プロパティ	ディメンション	ラベル
1	看護師になって2年目に受け持ったんだけど，その子とは波長が合わなくて，会話がイマイチもりあがらなかったのね。	時期	看護師になって2年目	子どもとの会話のもりあがらなさ
		立場	受け持ちの看護師	
		関わりに困難さを感じる度合い	中	
		関わりが困難な対象	限定［その子とは］	
		関わりが困難な理由	波長が合わず会話がもりあがらない	
		会話のもりあがり度合い	低い	
2	お母さんもちょっと話しかけにくいし。	関わりに困難さを感じる度合い	中［ちょっと］	母親の話しかけにくさ
		関わりが困難な対象	母親	
		関わりが困難な対象数	複数［も］	
		☆関わりが困難な理由	話しかけにくい	
		文末の「し」が意味するもの	前切片と並べて事実を強調する	
		☆とまどいの度合い	中	
4	でも，急に状態が悪くなって，うーん（眉間にしわを寄せた暗い表情で5秒の間）・・それからは関われなくなって（声が小さくなる）。	「でも」が意味するもの	前切片への逆説	急な悪化に伴う関われなさ
		状況の変化	あり	
		関わりが困難になった理由	（子どもの）状態悪化	
		状態の悪化の速さ	急速	
		語り手の表情	眉間にしわを寄せた暗い表情	
		推測する5秒間が空いた理由	考えこみ？	
		関われなくなったきっかけ	急な状態の悪化	
		関わりに困難さを感じる度合い	高い	

		語り手にとっての経験のつらさの度合い	高い［暗い表情，5秒の間，声が小さくなったことから］	
5	部屋に行ったら，子どももお母さんも辛そうで，話しかけるどころじゃないし。	場面	部屋に行ったとき	話しかけるどころじゃない母子
		辛そうにみえる人	子どもと母親	
		母子の様子	辛そう	
		関わりに困難さを感じる度合い	かなり高い［どころじゃない］	
		関わりが困難な理由	母子ともに辛そうだから	
		文末の「し」が意味するもの	次の切片へのつなぎ	
6	私，そこにいて，何をしていいかわからなくなってしまって・・（3秒の間）。	場所	そこ（病室）	対応へのとまどい
		関わる方法がわからない度合い	高い［何をしていいかわからない］	
		とまどいの度合い	高い	
		とまどう理由	対応方法がわからないから	
		推測する3秒間が空いた理由	その時の状況を思い出して考え込んでいる？	
		文末の「しまって」が意味するもの	困った状態に陥ってしまったという思いの表現	
		☆関わりに困難さを感じる度合い	高い	
14	その時は，声もかけられないから何もできなくて，ほんとにもうどうしていいかわかんなくなっちゃったの（声が小さくなる）。	時期の限定	あり，その時	対応へのとまどい
		できたこと	なし	
		何もできない理由	声もかけられないため	
		とまどいの度合い	高い	
		とまどう理由	対応がわからない	
		文末の「なっちゃったの」が意味するもの	困った状態に陥ったという思いの表現	
		声が小さくなった理由	思い出す辛さ？	
		☆関わりに困難さを感じる度合い	高い	
20	最初は無視されて，やめたくなったんだけど，	体験した困難さの内容	無視される	やめたい思い
		やめたくなった理由	無視されたため	
		やめたい思いの度合い	高い	

		「けど」が意味するもの	反対の内容につなげる	
		☆関わりに困難さを感じる度合い	高い	
22	だんだんその子と話が続くようになって、苦手感がなくなって,	関わりの困難さが消失した速さ	だんだん	苦手感の消失
		変化の内容	話が続くようになる	
		関わりの困難さが消失した理由	話が続くようになったから	
		変化の結果	その子と話が続くようになる, 困難さの軽減	
		文末の「って」が意味するもの	次の切片へのつなぎ	
		☆関わりに困難さを感じる度合い	低い	
		☆とまどいの度合い	低い	

カテゴリー《自己評価》

9	で, 気になるから, 同期のナースにチラッと聞いたら, 「えっ, 私, お母さんと全然しゃべれてるよ」って言われて。	「で」が意味するもの	前文を受けての思いと行動	同期へのさぐり
		聞いた理由	気になるから	
		聞いた相手	同期のナース	
		おこなったこと	チラッと聞いた	
		推測する「チラッと聞いた」理由	知りたいが聞きにくい	
		「チラッと聞いた」が意味するもの	さぐり	
		「ら」が意味するもの	次の文章へのつなぎ	
		返事	「えっ, 私お母さんと全然しゃべれててるよ」	
		返事の内容	母親と話すことができている	
		意外さを表現された度合い	高い？［えっ］	
		「て」が意味するもの	次の切片の結果が生じる理由	
		☆評価軸	他者の状況	
10	それで, ダメだ, 私だけしゃべれないんだって自信がなくなって。	「それで」が意味するもの	結果	話せないことによる自
		状況を深刻に捉える度合い	高い［ダメだ］	

		話せない人	自分だけ，限定	信喪失
		他者と比較する度合い	高い［私だけ］	
		確信の度合い	高め	
		自信喪失の度合い	高い	
		自信喪失の理由	自分だけ話せない	
		☆評価軸	他者［私だけ］	
		☆評価結果	低い	
11	先輩とお母さんがすごくしゃべってる場面も見かけて，自分と比べて違うなあって。	目撃したもの	先輩と母親がすごくしゃべっている場面	先輩と自分との違い
		母親の先輩との会話量または会話頻度	多い［すごく］	
		「て」が意味するもの	自分と違うなと思った理由	
		比較の対象	先輩	
		比較の内容	母親との会話	
		評価結果	低い［自分と違う］	
		「って」が意味するもの	と思った	
		☆評価軸	他者（先輩）	
12	やっぱり，私じゃ頼りないよなあって自信なくしちゃって。	「やっぱり」が意味するもの	自分が感じていたことへの確信，当然という思い	頼りない自分への自信喪失
		自信喪失の度合い	高い	
		自信喪失の理由	私じゃ頼りない	
		他者との比較	あり［私じゃ］	
		評価結果	低い［頼りない］	
		（母からの）評価が低いことを予測する度合い	高い［やっぱり］	
		☆評価軸	自分自身	
16	だから，（その子が）亡くなった後，自分はしっかりその子を見れなかったって落ち込んだし。	「だから」が意味するもの	結果として生じたこと	しっかり見れなかったという落ち込み
		評価内容	しっかり見れなかった	
		評価時期	亡くなった後	
		落ち込みの度合い	高い	
		落ち込んだ理由	しっかり見れなかった	

		「し」が意味するもの	次の切片と並列で事実を示す	
		☆評価軸	自分自身	
		☆評価結果	低い	
17	そのあとも，数ヶ月は自己嫌悪で落ち込んでたんだけど。	「そのあと」が意味するもの	(子どもが亡くなった) 後	自己嫌悪による落ち込み
		落ち込んだ時期	その後の数ヶ月	
		「も」が意味するもの	後の数ヶ月以外にも落ち込んだ期間がある	
		落ち込んだ理由	自己嫌悪	
		文末の「けど」が意味するもの	次の切片とのつなぎ	
		☆評価軸	自分自身	
		☆評価結果	低い	

カテゴリー《とりあえずの関わり》

3	まあいいや (笑)，担当だからとりあえず時々は顔見に行って・・くらいの感じで，表面的に接してた。	割り切りの度合い	高い	とりあえずの関わり
		楽観的に考える度合い	高い	
		関わりの理由	担当だから	
		関わり方の姿勢	とりあえず	
		「とりあえず」が意味するもの	十分な対応は後回しにして，暫定的に対応する様子	
		関わる方法	時々は顔を見に行くくらい	
		関わりへの積極性	低い	
		関わる頻度	時々	
		関わりの困難さ	低い	
		関わり方	表面的	
7	状態が悪くなるまでは，いいや，何かあったら自分から言うでしょ，くら	状態が悪くなるまでの思い	何かあったら自分から言う	受け身の関わり
		「は」が意味するもの	時期の限定	

	いに思ってたんだけど，	楽観的に考える度合い	高い	
		予測内容	何かあったら自分から言う	
		（患者側から）話しかけてくることへの期待	あり	
		関わりへの積極性	低い，受け身	
		問題意識	低い	
		割り切りの度合い	高い	
		文末の「けど」が意味するもの	内容が反対の次の切片との結びつけ	

カテゴリー【向き合う努力】

18	信頼してた先輩に思い切って相談したら，「次も後悔したくなかったら，ともかく苦手な患者さんと毎日話しなさい」って言われて，	努力の内容	先輩への相談	先輩への相談
		努力の度合い	高い［思い切って］	
		相談した相手	信頼していた先輩	
		先輩にアドバイスされた内容	苦手な患者と毎日話す	
		努力する理由	次に後悔しないため	
		「て」が意味するもの	引き続いて生じる状況につながる	
19	それで，わざと苦手な男の子の部屋に毎日行って，がんばって10分座って話そうと決めたの。	「それで」が意味するもの	結果としておこなったこと	苦手な子どもと話す努力
		意図的におこなった度合い	高い［わざと］	
		努力の内容	苦手な男の子と10分話す	
		努力の頻度	毎日	
		努力の対象	苦手な男の子	
21	毎日繰り返しているうちに，	努力の頻度	毎日	毎日の繰り返し
		努力を継続する度合い	高い	
		「うち」が意味するもの	（努力を繰り返している）間	
		☆努力の度合い	高い	

カテゴリー《対応可能》

13	それと，今（看護歴５年）なら，こういうふうに声かけてみて，こういう反応ならこういうことができるとか対応できるんだけど，	「それと」が意味するもの	追加	今なら対応できる
		時期	今（看護歴５年）	
		「なら」が意味するもの	今の状況への限定	
		対応への自信	高い［対応できる］	
		自信の根拠	反応にあわせて対応できる	
		対応の内容	反応に応じた働きかけ	
		評価の対象	自分	
		文末の「だけど」が意味するもの	この切片と反対の内容に続くことを示す	
		☆対応可能な度合い	高い	
23	気付いたら，他の苦手な子にも対応できるようになってた。	切片が示すもの	変化への気づき［〜なってた］	苦手な子にも対応できるという変化
		気付いたこと	苦手な子にも対応できる	
		変化を意識していた度合い	低い［気付いたら］	
		苦手な子への対応	可能	
		☆対応可能な度合い	高い	

カテゴリー《できなくなった訪室》

8	悪くなったら，子どもともお母さんとも会話もできないから，病室に行きにくくなっちゃって・・・（5秒の間）。	（子どもの）状態	悪化	行きにくくなった病室
		病室へ行きにくくなった時期	（子どもの状態が）悪くなってから	
		会話もできない対象	母と子	
		母子とできない事柄	会話，会話以外にもあり［会話も］	
		「とも」が意味するもの	対象が複数いることの強調	
		病室へ行きにくい度合い	高い	
		行きにくい理由	母子と会話もできないから	
		「なっちゃって」が意味するもの	困った状態に陥ってしまったという思いの表われ	

		推測する５秒間が空いた理由	言いよどみ？	
15	(3秒の間)・・うんと，それで結局，その子の部屋には行けなくなって，担当も外れたの（眉間にしわを寄せた暗い表情）。	推測する3秒間が空いた理由	気持ちを立て直して話を続けようとしている？	できなくなった訪室
		「うんと」が意味するもの	気持ちを立て直そうとしている？	
		「それで結局」が意味するもの	結果として生じたこと	
		結果として生じたこと	その子の部屋には行けない，担当を外れる	
		訪室できない度合い	高い	
		訪室できない部屋の限定	あり［には］	
		担当を外れた理由	部屋に行けない	
		表情	眉間にしわを寄せた暗い表情	

5　プロパティとディメンションを増やすための技法

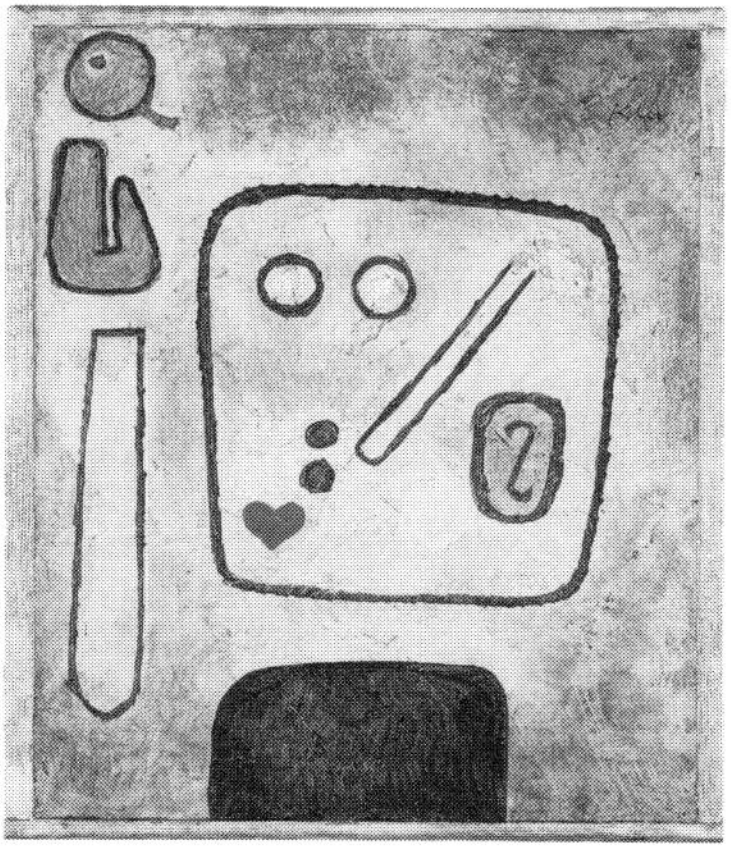

ポール・クレー「洋梨を讃えて」（1939）

ここまでの章で述べたように、グラウンデッド・セオリー・アプローチの中核となるものはプロパティとディメンションですから、たくさんのプロパティとディメンションを抽出することが重要です。そのため、グラウンデッド・セオリー・アプローチではいろいろな技法を用いてプロパティとディメンションを増やそうとします。

じつは、3章で紹介した**データの切片化**を使ってデータを細かく見ていくことも、プロパティとディメンションを増やす技法ですが、ここでは、それにくわえて、問いを立てる、比較、メモ、理論的サンプリングと理論的飽和、交互におこなうデータ収集と分析という技法を紹介します。

5-1 問いを立てる

問いを立てることによって、分析者は細かにデータと向き合う状況をつくることができます。それによってデータに対する感受性が高められ、プロパティとディメンションが増える可能性が高くなります。同時に、分析者は、自分が無意識のうちにもっている前提やバイアスに気づかされ、当然だと見なしがちなことについての吟味も容易になります。

問いを立てるという作業は、それほど斬新なものではありません。たとえば、『二十の扉』というゲームをご存じですか？　回答者が出題者に質問して、答えがなにかを当てる言葉遊びです。回答者は「それは動物ですか？」「生きものですか？」「食べられるものですか？」のような、出題者が「はい」か「いいえ」で答えられる質問を20回までくり返すことができます。自分の質問に対する「はい」または「いいえ」という情報だけを手がかりにして推測し、正解の範囲を絞っていくのです。

このゲームをご存じなら、問いを立てるという技法のイメージがわきやすいと思います。もちろん、分析での問いの答えは「はい」「いいえ」ではありませんが、質問するごとにヒントを蓄積し、よい分析結果に向かって推測を進めていく点は同じです。[1]

とはいうものの、**問う**という作業は、簡単ではありません。単に受け身では、よい情報を得られる可能性がきわめて低くなりますから、頭をフルに回転させる必要があります。問いながら、研究の焦点をはっきりさせていくことが大切です。問いには、データに基づいた問いと、理論的な問いがあります。分析をはじめたばかりのときには、データに対して、誰が、いつ（どんなとき）、どこで、なにを、なぜ、どんなふうに、どのくらいおこなって、その結果はなんなのか、というような具体的な事柄を問うことが多いと思います。このような決まった型の問いであれば、初心者でも難しくありません。

しかし、分析が進んで、次の第6章に出てくるパラダイムやカテゴリー関連図によってカテゴリー同士の関係をとらえる段階になると、理論的な問いが増えます。これは少し難しいかもしれませんが、数回やってみればコツが身につくと思います。

分析作業を通して常に問い続ける習慣がつくと、『二十の扉』でヒントの蓄積から正解を絞り込んでいくように、焦点を定め、分析を促進するような問いが自然に浮かんでくるようになります。言うまでもなく、思いついたアイデアは忘れやすいので、メモに残しておくことが大切です。

[1] 1947年という今や大昔、NHKラジオで『二十の扉』という番組の放送がはじまったそうです。アメリカのラジオ番組「Twenty Questions（20の質問）」がもとになったと言えば、なんとなく察しがつきますね。もちろん、私が物心つくころにはこの番組自体はなかったのですが、遊びとして残っており、小学生のとき、雨で行事が中止になったりして、なんとか時間をつぶさなくてはならないときの、先生の必殺技はいつもこのゲームでした。ちなみに、このゲームが得意な子と苦手な子は、はっきり分かれていました。案外、質的研究に対する向き不向きと一致するかもしれません。
https://ja.wikipedia.org/wiki/二十の扉
https://www.youtube.com/watch?v=ep1-XISfGF4

5-2

比　較

比較はグラウンデッド・セオリー・アプローチを用いた分析作業の行程で継続的に用いられる技法の一つです。**比較**によってプロパティ候補を見いだし理論的サンプリングにつなげようとします。

比較自体は他の質的研究方法でも用いるものですが、グラウンデッド・セオリー・アプローチで特徴的なのは、**プロパティを軸としてディメンションを比較する**点です。これは、比較によってプロパティとディメンションを増やしていこうとする意図のあらわれでもあります。

大きく分けると、比較には2つの種類があります。データ同士の比較と、データに出てきた状況またはカテゴリーと自分の考えた架空の状況との比較をおこなう**理論的比較**です。以下、それぞれについて説明します。

（1）データ同士の比較

データに出てきた事例や状況の比較は、ラベル名をつける段階からはじめ、分析のすべての段階を通して続けます。次に示すように**データ内の比較**と、**他のデータとの比較**とがあります。

①データ内の比較

まず、データ内の比較として、データに出ている複数の状況を比べます。たとえば、『Xさんデータ』の中では、Xさんが考える「そのとき」と「今」の自分との違いが表5－1のように語られています。

表の縦軸はプロパティ、横軸はディメンションになっています。プロパティという視点から見たときに、両者の状況がどうなのかを比較するところが重要です。この比較から、「そのとき」と「今」とではXさんに大きな違いがあることがわかります。

②他のデータとの比較

新しく収集したデータと、これまでに収集したデータとを比較することは、みなさんもよくご存じの方法だと思いますが、先にも述べた

表5－1　「Xさんデータ」のデータ内比較

プロパティ	ディメンション	
	そのとき	今
時期（看護師歴）	２年目	５年目
対応への自信	その時々で高いときと低いときがある	高い
自信の根拠	割り切り，楽観視	対応できる
状態の悪い子どもへの対応	何もできない	反応に応じた働きかけが可能
評価の対象	他者（先輩，同期），自分	自分？
他者と自分を比較する度合い	高い	低い？
苦手な子どもへの対応	苦手	可能
自己評価	低い	高い？

（注）データに出ておらず，推測したものには疑問符をつけた

ようにグラウンデッド・セオリー・アプローチでは、プロパティから見たときのディメンションがどうなのかという点から比較します。

また、偶然に収集したデータと比較するのではなく、なるべく新しいプロパティを見いだしやすくなるデータを戦略的に収集して[1]比較します。たとえば、Xさんは今も同じ病棟で働いているわけですが、それができず、成人病棟に異動したナース、辞めてしまったナース、Xさんの話の中に出てきた「お母さんと全然しゃべれてるよ」と答えた同期ナース、アドバイスをくれた先輩ナースなどと比較するとおもしろそうだなどと考えて、次のデータ収集の対象にするわけです。

ところで、比較の中では、必ずしも研究対象として数えることができるデータばかりを使うわけではありません。たとえば、「小児病棟で働くナース」を対象とした研究であれば、例としてあげた成人病棟に異動したナース、辞めてしまったナースは発表時の研究対象者数には加わりません。[2] しかし、必要があれば、それらと比較することによって、データへの感受性が高まり、これまで気づかなかった新しいディメンションを見いだすことができる可能性が高まることも多いのです。

[1] 理論的サンプリングです。

[2] もちろん、比較のために収集した事例としてあげることはできます。

(2) 理論的比較

さて、もう一つは、データに出てきた状況と自分の考えた架空の状況との比較によってプロパティ候補を出そうとする、**理論的比較**と呼ばれる方法です。これはグラウンデッド・セオリー・アプローチに特徴的な技法です。理論的比較は、35ページに書いたようにデータの読み込みの段階から始まりますが、ここではカテゴリーをもとにしておこなう比較について説明します。比較の作業には時間がかかりますが、この作業から得るものは大きいので、少なくとも現象を構成する重要なカテゴリーについては比較をおこなうべきです。

成果としてもたらされる**プロパティ候補**の中には、データにあるのにたまたま、そこまでの分析の中で気がつかなかったものもあるでしょうが、これまでに収集したデータの中に見あたらないものもあるでしょう。その場合には、プロパティ候補にとどまるということになりますが、これをもとにして、次にどのような対象からどのようなデータを収集に行くのかを決めることで（**理論的サンプリング**）、効率よくプロパティとディメンションを増やせる可能性が高くなります。

理論的比較の中には、データに示されている状況とアイデアとして出すものとの違いによって、**近い比較**と**遠い比較**と呼ばれるものがあります。また、データとは正反対な状況と比較する**フリップ - フロップ**（flip - flop ひっくりかえし）もあります。以下に説明します。

①近い比較

たとえば、『Xさんデータ』の【向き合う努力】というカテゴリーを使って比較を考えてみましょう。このカテゴリーには、〝努力の内容〟〝努力の度合い〟〝努力を継続する度合い〟〝努力の頻度〟〝努力の対象〟などのプロパティがあります。[3] 近い比較は、データと似た状況との比較ですから、たとえば「苦手な医師との関係」や、「難しい処置を習得するまでの状況」などを想像して、プロパティとディメンションを使って比較することができます。

[3] 表4－4のこのカテゴリーの部分（81ページ）からピックアップしたプロパティです。

②遠い比較

次に、**遠い比較**です。【向き合う努力】というカテゴリーを中心に、ここでは、うちで飼っている、ファングという黒いロボット犬のボール遊びを使って考えてみました[4]（写真5－1）。

ファングには英語チップしか入っていないので、英語しか話せませんが、おしゃべりで日本語の話にも割りこもうとします。かなり自分勝手なので、気が向かないとボールや骨を使った芸を披露してくれません。うまくいくとフラメンコ調の音楽を高らかに鳴らしながらポーズを決めますが、飼い主に似て飽きっぽく、うまくいかないとあきらめてさっさと立ち去ってしまいます。また、ボールを落としているのにも気づ

[4] 状態の悪くなった子どもとの関わり方というまじめな話と、こんな軽い話とを比較するところが理論的比較のおもしろさです。状況が異なっていればいるほど、おもしろいプロパティ候補を出すことのできる可能性が高くなります。

かず、ポーズを決めてしまううっかり者です。

ファングのボール遊びからプロパティとディメンションを出しました（表５－２（次ページ）の左半分）。そして、それをもとに『Xさんデータ』に適した形のプロパティ候補を考えました（表５－２の右半分）。比較ではどんどんアイデアを出すことが重要ですから、はじめは【向き合う努力】というカテゴリーに限らず、思いつくままにあげた後、次のようにまとめてみました。

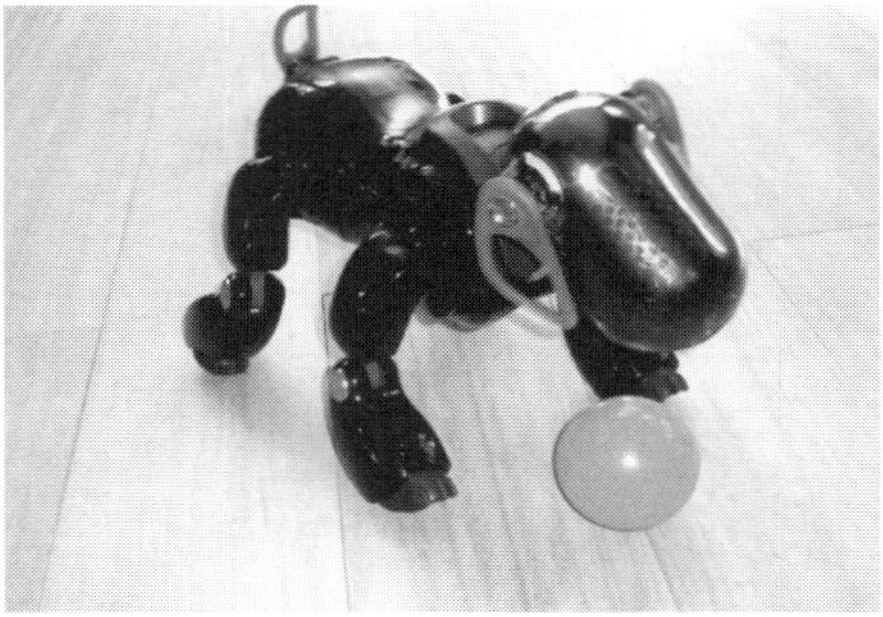

写真５－１　愛犬ファング

まず、表の一番上の欄は、ファングのボール遊びから思いついたプロパティではあるものの、Xさんデータの【向き合う努力】のカテゴリーから、すでにみつかっていたプロパティとディメンションです。表現は多少異なっても、すでに表４－４（81ページ）にあがったものです。

次の欄は、『Xさんデータ』の分析のときには気づかなかった〝努力のきっかけ〟〝努力のために必要なもの〟〝モチベーションを高めるもの〟です。このデータから抽出したもの以外

表5－2 【向き合う努力】の理論的比較（遠い比較）

<table>
<tr><th colspan="2">ファングのボール遊び
から思いついたアイデア</th><th colspan="3">「Xさんデータ」への適用</th></tr>
<tr><th>プロパティ</th><th>ディメンション</th><th>プロパティ候補</th><th>データにある
ディメンション</th><th></th></tr>
<tr><td>努力の頻度</td><td>週に1回くらい</td><td>努力の頻度</td><td>毎日（19,21）</td><td rowspan="4">すでにあるもの</td></tr>
<tr><td>努力の継続度</td><td>短い</td><td>努力の継続度</td><td>高い（21）</td></tr>
<tr><td>努力する時間</td><td>せいぜい2分</td><td>努力する時間</td><td>10分（19）</td></tr>
<tr><td>努力の内容</td><td>ボール遊び</td><td>努力の内容</td><td>先輩に相談（18），苦手な患者と毎日話す（19）</td></tr>
<tr><td>努力のきっかけ</td><td>自分の気分</td><td>努力のきっかけ</td><td>先輩のアドバイス（18）</td><td rowspan="3">これまで気づかなかったもの</td></tr>
<tr><td>コスト</td><td>電気代のみ</td><td>努力のために必要なもの</td><td>毎日10分以上の訪室時間（19）</td></tr>
<tr><td>モチベーションを高めるもの</td><td>がんばれという声かけ</td><td>モチベーションを高めるもの</td><td>先輩のアドバイス（18）</td></tr>
<tr><td>使用物品</td><td>ピンクのボール</td><td>向きあう努力に必要な環境</td><td rowspan="10">現在のところデータになし</td><td rowspan="10">プロパティ候補</td></tr>
<tr><td>結果に影響するもの</td><td>テクニック，偶然性</td><td>結果に影響するもの</td></tr>
<tr><td>成功の可能性</td><td>10回に2回程度</td><td>予測する成功の可能性</td></tr>
<tr><td>自信</td><td>大</td><td>自信の度合い</td></tr>
<tr><td>オーナーからのプレッシャー</td><td>大</td><td>プレッシャーの度合い</td></tr>
<tr><td>プレッシャーとなるもの</td><td>オーナーの期待</td><td>プレッシャーとなるもの</td></tr>
<tr><td>ボール遊び経験の長さ</td><td>10年</td><td>向き合う経験の長さ</td></tr>
<tr><td>努力する回数</td><td>せいぜい2回</td><td>努力する回数</td></tr>
<tr><td>モチベーションに影響するもの</td><td>自分の気分，満腹度</td><td>モチベーションに影響するもの</td></tr>
<tr><td>妨害するもの</td><td>異なる指示，多すぎる刺激</td><td>向き合うことを妨害するもの</td></tr>
</table>

にもいろいろなディメンションがありそうですから、今後のデータ収集を通して集める必要があります。

3つめの欄にある〝向きあう努力に必要な環境〟〝結果に影響するもの〟〝予測する成功の可能性〟〝自信の度合い〟〝プレッシャーの度合い〟〝プレッシャーとなるもの〟〝向き合う経験の長さ〟〝努力する回数〟〝モチベーションに影響するもの〟〝向き合うことを妨害するもの〟は、ファングのボール遊びから思いついたもので、『Xさんデータ』にはありませんから、今の時点ではプロパティ候補にすぎません。これらのプロパティをもっている可能性の高い人を選んで、今後のインタビュー対象にし、質問項目を練ってこれらのプロパティが実際にデータに出てくるかどうかを確認します。これを、**理論的サンプリング**と呼びます。[5]

理論的比較では、データをどんなものと比較してもよいわけですが、なるべくならかなり異なる状況との比較のほうが、思わぬプロパティ候補に巡り会えるチャンスが高くなっておもしろいと思います。

前に述べたように、概念の正体を把握するためには、なるべく多くのプロパティとディメンションを抽出することが必要です。そこでプロパティを効率よく増やすために、理論的比較をおこない、それをもとにして理論的サンプリングをおこなうわけです。ただし、理論的比較であがったプロパティは候補にすぎません。もし、理論的サ

[5]「5-4(1) 理論的サンプリング」参照。

ンプリングをおこなってもデータに出てこなければ、単なるアイデアに終わってしまうものです。それを結果に混ぜてしまうのは、ルール違反ですから注意が必要です。

③フリップ‐フロップ

さいごに**フリップ‐フロップ**（ひっくりかえし）では、データと正反対の状況を考えます。たとえば、今回の例は、積極性の度合いは別にして、患児に関わろうとするナースの話でしたから、反対は「関わる努力をしないナース」ということになります。

では、患児に関わる努力をしないナースはどのようなナースかを考えてみましょう。感度が鈍いナース？　めんどくさがりやのナース？　やる気がないナース？　他の仕事で手が一杯のナース？　私生活に悩みがありそれどころじゃないナース？　自信がないから関わらないことにしたナース？……あんまり好感のもてそうな人はいませんが、ここから、【向き合う努力】へのプロパティ候補をあげていきます。順に、〝ナースの感度、ナースの真摯さ、やる気の度合い、ナースの業務量、努力への集中度合い、自信の度合い〟などがあげられます。

以上、プロパティとディメンションを増やす速度を加速すること、分析者の感受性を高めること、そして理論化に近づいていくことがグラウンデッド・セオリー・アプローチにおける比較の目的です。プロパティを軸にして、ディメンションを使って比較するというルールを忘れないでください。

5−3 メモ

これまでに紹介した、**切片化**、**問いを立てる**、**比較**とあわせて、**メモ**はアイデアの保存と理論化の推進のために重要な技法です。メモを書くことによって単に思いついたプロパティとディメンションやアイデアを忘れないだけではなく、データとの距離がとりやすくなるので、理論化を進めやすくなるからです。また、アイデアを文章化することによって、自分の考えが論理的かどうかもチェックできます。ここでは、（1）いつ書くのか、（2）なにを書くのか、（3）どう保存するのか、（4）メモの例、の順で話を進めます。

（1）いつ書くのか

研究をはじめたら、データを収集したり分析をするたびにメモを書き続けましょう。大切なことは、ともかく考え続けることと、よいアイデアが浮かんだら、いつでも、どこでも忘れないうちにメモができる状況を整えることです。常に小さなメモ帳と筆記用具を携帯しましょう[1]。思いついたアイデアの芽が、後で大きな実を結ぶことも少なくありません。ただし、メモ帳に書きつけた断片メモは紛失したり忘れてしまいがちなので、早めに文章の形に清書して保存することが大切です。

[1] 私の場合には、B5判の好きなデザインのノートをメモ用にいつも持ち歩いています。自分が持ち歩きやすく、書きやすいものがよいと思います。

(2) なにを書くのか

ともかく、書かないことにははじまりませんから、面倒がらずに書く習慣をつけることが大切です。たとえば、ゼミの学生たちには、ゼミの初日から「ゼミ日記」をつけて学んだことを振り返る習慣をつけるように話し、毎週書いたものを提出することを強制して、習慣づけようとしていますが、これはメモの習慣化に役立っているようにみえます[2]。

メモには、その日に分析したこと、解釈、思いついたアイデア、疑問、カテゴリー名一覧、カテゴリーの概要、プロパティとディメンション、カテゴリー間の関係、理論的比較、理論的サンプリング、仮説、今後の研究の進め方など、役に立ちそうなことはなんでも書いておきます。

分析の段階によってメモの内容は異なります。オープン・コーディングのころには、各データの気になる部分を書き出したり、カテゴリー名をラベルや、プロパティとディメンションを使って説明したりします。さらに、それに基づいた比較をおこな

[2] 30年前、博士課程に入学した初日に、毎日「研究日記」をつけるように言われましたが、これもまったく同じアイデアです。ただし、私の場合には、その重要さがわからず、三日坊主どころか一日も書かなかったので、分析メモの習慣がなかなか身につかず大変でした。

ったりもします。

アキシャル・コーディングやセレクティブ・コーディングになると、パラダイムやカテゴリー関連図を用いてカテゴリー同士の関係を把握し、ストーリー・ラインを書きます。また、現象に関する、誰が、いつ、どこで、どんなふうに、なにを、どうしたといった類の問いに答えるようなメモを書きます。主要なカテゴリーの理論的比較もおこないます。

メモを書くときには、データにあらわれている事例や出来事を記述するだけではなく、なるべく概念名（カテゴリー、ラベル、プロパティとディメンション）を使って書くように心がけます。そのほうが、理論化が進みやすくなるからです。

（3）どう保存するのか

先に述べたように、メモにはいろいろな内容のものが含まれます。内容ごとに細かく分類しながら、メモを書き進む人もいるようですが、私のようにきちょうめんでない人はそんなことに神経を使うよりも、ともかくどんどん書くことをお奨めします。かわりに、後で整理しやすいように、できれば一つのメモの中には複数の内容を書かず、スペースがあまっても異なる内容は別のメモに書くことをおすすめします。[3]
カテゴリーごとに日付に沿って整理するので、ページの頭には関係するカテゴリー

［3］私はノートに書いたものをワードで清書して、日付を入れ、カテゴリー毎に保存しています。

名を見出しとしてつけ、書いた日付、どのデータのどこから出たアイデアなのかがわかるように事例番号や切片データ番号を一緒に記入しておくことが重要です。そうしておかないと、後で確認することができなくなってしまいます。ついでに、重要な部分は実際のデータを部分的に引用しておけば、後で思い出しやすくなります。カテゴリー名が変わるなどの理由で修正するときには、違う色で記入して、修正した日と修正部分がわかるようにしておきます。

メモは、分析と共に蓄積されていきます。新しいメモのアイデアは、これまでに書いたアイデアをもとにしたものですから、当然、後に書いたメモほど分析も深まっていくはずです[4]。なににどう書くのか、どう保存すれば後で使いやすいかは、人によって異なるので、試行錯誤しながら自分にとって一番やりやすい方法を見つけてください[5]。

（４）メモの例

ここでは、先端医療を担うある医師のインタビューデータについて、アキシャル・コーディングの段階で書いたメモを紹介します。部分的なメモなのでわかりにくいかもしれませんが、内容がどうかではなく、メモがどのようなものなのかを見ていただければと思います。

［4］ストラウス先生は、最終的にさいごの数ページのメモをもとにして論文を書くのが目標だとおっしゃっていました。なかなかそうはいかないものですが、そうなることをめざしたいものです。

［5］私の保存方法に関心のある方は別書をご覧ください。
戈木クレイグヒル滋子 2008『実践グラウンデッド・セオリー・アプローチ――現象をとらえる』新曜社 pp.133-136.
院生の方法を紹介した部分も参考になるかもしれません。
戈木クレイグヒル滋子編 2013『質的研究法ゼミナール――グラウンデッド・セオリー・アプローチを学ぶ 第2版』医学書院 pp.149-151.

X年X月X日　チャレンジへの踏切り

他の施設では受けられない最先端医療を求めて、患者たちはC医師のところにやってくる。当然、リスクの高い患者が多いが（19、26、29）、C医師が可能性の低い治療にチャレンジするのは、可能性がゼロでない状況で（28）、やりようによってはひょっとして（27）という《可能性の見積もり》[6]があり、さらに、患者側から医師への信頼が高く（16）、患者側の希望が強く（36）、医療進歩への使命感を感じる（37）、最近の治療結果が良い（41、42）という《チャレンジの理由》がそろったときである。これらの条件がそろわなければチャレンジは発生しない。

以上の中で、《可能性の見積もり》の基準はかなり低いところに設定されていることから、この段階でチャレンジできないと判断される事例は、よほど悪い状態だということになる。《チャレンジの理由》にある、医師への信頼の高さ、患者側の希望の強さ、医師としての使命感、最近の治療結果に関しては、どれもかなり主観的な評価が入りそうである。これからのデータで、他のチャレンジに踏み切る条件や、医師による理由の違い、理由の重みづけの違いを確認したい。

[6]《　》はカテゴリー、（　）内は切片データ番号。

X年X月X日　試行錯誤と評価軸

《可能性へのチャレンジ》は試行錯誤なので、失敗もありうることが大前提である。

C医師は、患者の信頼（16）と依存（15）に答える形で治療をひきうけ、患者の状態に合わせた治療方法を工夫する（17）。それにもかかわらず、《結果の評価》では、「治療結果」と「心の満足」という2つの軸のうち、「治療結果」に偏った評価がおこなわれる（7、31）。失敗が医療チームの士気の低下につながり、それが次のチャレンジへの決心を鈍らせることもある（33）。

なぜ、C医師は「治療結果」を重視するのだろうか？　はじめから可能性は低いとわかっているはずなのに、なぜ「良い結果」を追い求めるのだろうか。さらに、対象とした患者はもともと治癒が見込まれる状態ではないことから、いったいどんな結果が出れば彼にとって「良い結果」だと言えるのだろうか。

じつは、両親側を対象にしておこなったインタビューの結果では、これ以上の治療がないと他の施設で言われた子どもを連れて、最先端医療をおこなっている施設に来る両親は、子どもが亡くなったとしても、チャレンジしてくれた医師と施された治療に感謝することが多かった。もちろん子どもの命を救うことができれば一番よいが、それが無理でも、両親には「やれることはやった。それでも無理だった」

	治療結果 良い ←→ 悪い	
治療へのチャレンジ度合い 高い ↕ 低い	大満足	医師：不十分 両親：「心の満足」が高い
	—	医師：仕方ない 両親：「心の満足」が低い

図5－1　医師と両親からみた治療結果と心の満足との関係

と納得したい思いが強いようだ。（残念ながら、当事者である子ども自身がどう感じているのかについての研究は、これまでにおこなわれていない。）

つまり両親の側の評価軸は、はじめから「治療結果」よりは「心の満足」に偏っており、「結果すべて」とこだわる医師とは対極にある。両者から見た「治療結果」と「治療へのチャレンジ度合い」との関係を図示すると、図5－1のようになるだろう。C医師の話では、結果が悪ければ心の満足がどうであろうと「不十分」だということであるが、一方、両親の研究結果では右上（治療結果が悪くても治療へのチャレンジ度合いが高ければ、「心の満足」は高い）が多数派の状態ということになる。

両者の間でなにが異なっているのだろうか？

両親の責任は医師にチャレンジを決断させるま

でで、それより後は、患者側は医師を信用して任せるという役割分担であるために(15)、医師が全責任を負うということだろうか？　医師がイニシアチブをとる治療の状況が、両親にはわかりにくいことが影響するのだろうか？　または、いったん子どもがだめになれば、両親にとってはそれでおしまいだが、医師にとっては次の治療に結びつけるために振り返る作業があり、施設の治療成績としても残るために、単にノスタルジーに浸っているわけにはいかないということなのだろうか？

しかし、それならばなおさらのこと、可能性の低い治療はおこなわない方が安全だという考え方があるにもかかわらず、医師をチャレンジに駆り立てるものはいったいなんなのだろうか。

5-4 理論的サンプリングと理論的飽和

ここでは**理論的サンプリング**と**理論的飽和**について、それが思うようにできない場合のことも含めてお話ししたいと思います。

(1) 理論的サンプリング

理論的サンプリングは、カテゴリーのプロパティとディメンションを増やすという観点から、次のデータ収集の対象と収集内容を決めるというものです。[1] 効率的にプロパティとディメンションを増やすためには欠かすことのできない技法です。何度も言うようですが、プロパティとディメンションを十分に増やさないと、カテゴリーを正確に把握することができませんし、カテゴリー同士の関係も把握できません。

プロパティとディメンションは、収集するデータの数に比例して増えるわけではありません。1つの事例からたくさんのプロパティとディメンションが抽出できるときもありますし、たくさんの事例を集めても、同じものしか出てこないときもありま

[1] これは依頼しやすい人を研究対象にするという便宜的なサンプリングとはまったく異なるものです。

す。異なるプロパティとディメンションを増やしたいと考えれば、これまでに出ていないプロパティやディメンションが出てきそうな事例を意識的に集めたほうが効率が良いということになります。

理論的サンプリングはデータ収集の初期からおこないますが、分析が進み、カテゴリーがおぼろげに見えてくると、カテゴリーを明らかにするという目的をもってさらに熱心におこなわれます。探偵が、いったん決め手となりそうな手がかりを見つけたら、それに関わる事柄をしつこくかぎまわりはじめるのと同じです。

とくに、**理論的比較**[2]で出てきたプロパティ候補については、実際にプロパティになりうるのか、その場合のディメンションがどのような範囲に位置づくのかを理論的サンプリングを用いて確認します。例として、表5-2（94ページ）に示した理論的比較の結果をみると、〝向きあう努力に必要な環境〟〝結果に影響するもの〟〝予測する成功の可能性〟〝自信の度合い〟〝プレッシャーの度合い〟〝プレッシャーとなるもの〟〝向き合う経験の長さ〟〝努力する回数〟〝モチベーションに影響するもの〟〝向き合うことを妨害するもの〟という10個のプロパティが候補としてあがっていますから、これらのプロパティとディメンションを含んだデータを提供してくれそうな対象を考えます。

たとえば、Xさんと同じように向きあう努力をしたのにうまくいかず離職したナー

[2]「5-2（2）理論的比較」参照。

スの話を聞けば、〝向き合う努力に必要な環境〟〝結果に影響するもの〟〝プレッシャーの度合い〟〝プレッシャーとなるもの〟〝努力する回数〟〝モチベーションに影響するもの〟〝向きあうことを妨害するもの〟などのプロパティ候補が現実のプロパティになるかどうかを確認できると思います。

また、Xさんのように向き合う努力を最近はじめたナースの話を聞けば、〝向き合う努力に必要な環境〟〝予測する成功の可能性〟〝自信の度合い〟〝プレッシャーの度合い〟〝プレッシャーとなるもの〟〝向きあう経験の長さ〟〝モチベーションに影響するもの〟〝向きあうことを妨害するもの〟などのプロパティ候補を確認できそうです。

さらに、子どもとの関わり方を悩んだことのないナース、初めてターミナル期の子どもを担当するナース、子どもとの関わりにつまずいたナースを指導する立場にいる師長、などを次の対象にしてみようかと考えるわけです。

理論的サンプリングをもとにしたデータ収集では、対象者を誘導しないように注意しながら、プロパティ候補があらわれるかどうかを確認できるような質問や観察をおこないます。

(2) 理論的サンプリングができないとき

ただし、実際には、理論的サンプリングとして収集したいプロパティ候補をあげつらねても、それに合致する対象者がすぐには得られないことが少なくありません。さらに、質的研究法では、データ収集のために相手の時間を拘束しなくてはなりません。こちらが協力をお願いしたいと思う人ほど忙しいのが常ですし、誰もがよろこんで対象になってくれるわけではありません。そういう中で、思い描く人を追い求めても、見果てぬ夢に終わってしまう可能性も高いのです。

もちろん、「初めてターミナル期の子どもを担当するナース」や「子どもとの関わりにつまずいたナースを指導する立場にいる師長」というようなサンプリングであれば、あながち不可能ではないでしょうが、理論的比較から出てくる理論的サンプリングは、難しいことも多いと思います。

なにが可能でなにが不可能かは研究対象によって異なるものの、相手あっての物種ですから、理論的サンプリングには「可能な範囲で」という制限がつくことになります。努力を傾けても思うような対象が得られないときには、結果に「理論的サンプリングをおこなった」などとは書かず、どのような理論的サンプリングを考えてなにができなかったのかを誠実に示すべきだと思います。

(3) 理論的飽和にたどりつけないとき

理論的飽和に関しても、限界が生じることがあります。カテゴリーとそのプロパティやディメンションが出そろい、これ以上新しいものが出てこない、カテゴリー同士の関係がプロパティとディメンションによって詳細に把握でき、少数派事例に関しても十分に説明できるという**理論的飽和**と呼ばれる状態に至るまで、データ収集と分析を交互に続けることがグラウンデッド・セオリー・アプローチの原則です。

とはいうものの、現実には学位論文の締め切りが迫って時間がなくなってしまったり、これ以上フィールドを確保できない、研究費が底をついたなどという理由で研究を中断せざるをえないことも多いのではないでしょうか。その時点で到達しているレベルにもよりますが、先行研究に照らして少しでも新しい知見があるのであれば、「研究の限界」として不足している部分を明記して報告するほうが現実的な対応だと思います。また、そのほうが、少なくとも、「理論的飽和に至った」と虚偽の記述をするよりは、ずっとまともな姿勢です。

理論的飽和にたどりつくことは、並大抵のことではありません。たとえば私は博士論文で、小児がんで子どもを亡くした日米の母親の闘病体験と悲嘆過程について研究しました。そして、なんとか飽和にたどりつけたと錯覚し、論文をまとめて卒業しました。[3] しかし、日本に戻って、子どもを亡くした母親を対象にしたサポートグループを6年間おこなう機会を得たことで、博士論文では理論的飽和に至っていなかったということと、自分のつくった理論の陳腐さがよくわかりました。今おこなっている研

[3] コースワークが修了してから4年近くも、ストラウス先生のゼミと研究だけを続けるという学生生活を送っていたのですから、今から考えるとなんて幸せだったんだろうと思います。もう一度あの時に戻りたいくらいです。

究についても、もっと研鑽を積めば、現時点での理論が怪しいと思うようになるでしょう。

それなら、完璧なものができるまで発表を見合わせたほうがよいと思うかもしれませんが、今の一歩あってこその、次の一歩です。研究を蓄積するためには、後で赤面してしまう可能性があると思っても、一つずつ積み重ねていくしかありません。

研究は油絵のようなものだと思います。いくらでも修正できますし、だからこそいつまでも完成しないのです。ですから、ある時点でまとまったものを、勇気を出して発表することは大切だと思います。[4]

[4] とは言うものの、分析作業が十分におこなわれていないもの、たとえばどう考えてもその現象を示すとは思えない名前がつけられていたり、概念の説明が不十分だったり、カテゴリー同士の関係が十分に把握できていない作品を人目にさらすのは、単なるお騒がせだと思います。

5-5 交互におこなうデータ収集と分析

ところで、多くの質的研究法では、データを一定量収集してから分析をはじめますが、グラウンデッド・セオリー・アプローチは異なります。データを1つ収集したら分析をおこない、現象ごとにカテゴリー関連図とカテゴリー関連統合図を描くところまで進みます。そして、十分なプロパティとディメンションが収集できたのか、どのようなプロパティとディメンションが不足しているのかを検討します。さらに、**理論的比較**をおこなってプロパティ候補をあげ、**理論的サンプリング**をもとにして、次にどのような人や場から、どのようなデータを収集するかを計画します。このように、1つデータを収集したら分析し、理論的サンプリングをおこなってから次のデータ収集をおこなうという行程を繰り返すのです。

1事例収集するたびに分析することによって研究の進み具合を把握し、不足しているプロパティとディメンションを確認することができます。これは、データ収集を戦略的におこない、プロパティとディメンションを効率よく増やすことにつながります。

6 理論を生みだす

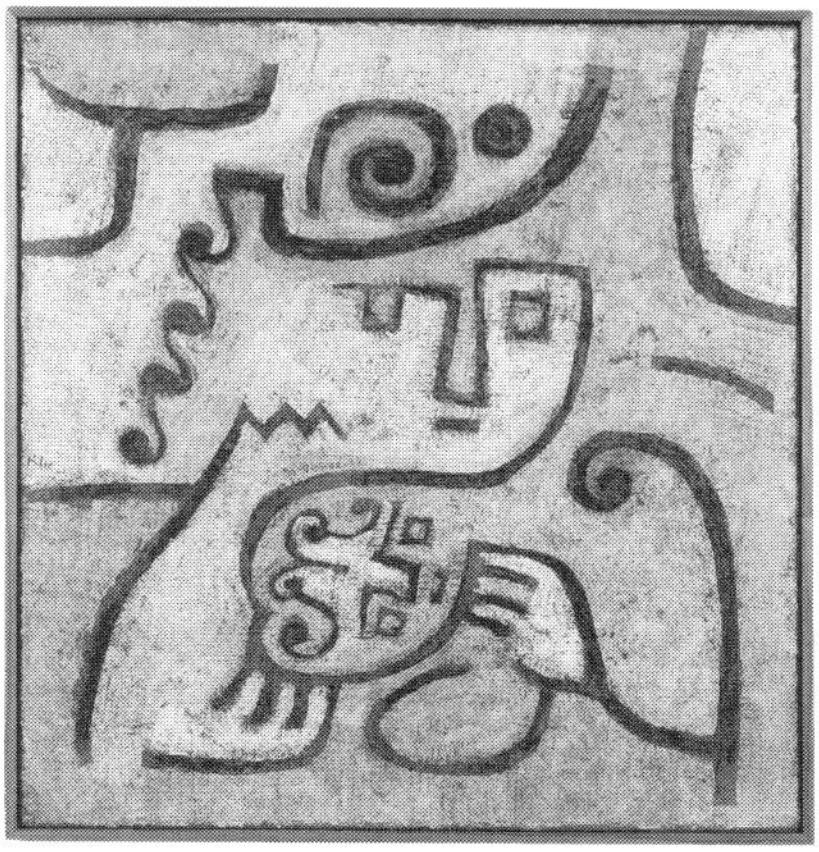

ポール・クレー「母と子」(1938)

この章では、プロパティとディメンションを用いてカテゴリーを関連づけ、理論を生みだすまでの作業を説明します。カテゴリーを把握したら、パラダイムを使って現象別に分類し、現象ごとにカテゴリー関連図を作ります。2事例目からは、同じ現象のカテゴリー関連図を重ねあわせて、カテゴリー関連統合図を作ります。できあがったカテゴリー関連図とカテゴリー関連統合図を、概念(カテゴリー、ラベル、プロパティとディメンション)を使って文章にしたものがストーリーライン(理論)となります。この作業に関連するアブダクションと例外例のあつかいについては本章の最後に説明します。

6-1 カテゴリーの関連づけ

グラウンデッド・セオリー・アプローチは、ある状況が複数の異なる状況に変化するまでのプロセスを把握する方法ですから、分析作業では現象を構成するカテゴリーを抽出するだけでなく、カテゴリー同士の関係をも把握しようとします。変化のプロセスを十分に把握できれば、どんな対象が加わったとしても、いずれかのプロセスに当てはまるという点で普遍性をもつことになります。つまり、研究対象にした事例をもとにした分析でありながらも、それを越えた理論となるわけです。

カテゴリーが見いだされ、プロパティとディメンションでその正体が把握できたら、今度はカテゴリー同士を関連づけて、**現象の構造**と**プロセス**を説明する作業がまっています[1]。図1-1（9ページ）に示した各現象（現象A、現象B、現象C、中心となる現象のそれぞれ）、または図4-3（49ページ）に示したAという現象を把握するのです。

ここでは、（1）文脈の把握、（2）パラダイム、（3）カテゴリー関連図、（4）ス

[1] アキシャル・コーディングにあたります。

トーリーライン、（5）カテゴリー関連統合図、について説明します。

（1）文脈の把握

データ分析のはじめには、データを細かく多角的に見るために切片化をおこない、文脈から切り離しましたが、カテゴリーが出そろったら、今度は文脈をとらえることが重要になります。現象の見え方は同じでも、それがどんな文脈で生じたのかによって、意味がまったく異なってしまうからです。

たとえば、今私がいる部屋の大きな窓からは真っ青なタホ湖とヨットが見えます。天候もよく、暑いながらもからっとした風が心地よく感じられます。通常、「タホ湖畔の夏」と言えば、アメリカ人の多くは早朝からアウトドアスポーツに励む休日を連想するでしょう。しかし、今回はこの本のために家に閉じこもりっぱなしです。同じ避暑地で時間を過ごすにしても、バケーションと仕事とでは天地の差があります。同じように、文脈をきちんととらえないと、現象を読み誤り、『ジュリアス・シーザー』の第一幕風に言うと「人間は自分流に物事を解釈するもの。物事自体の意味とはまるでかけ離れて」ということになってしまいます。

現象を適切に把握するためには、誰が、いつ、どこで、なぜ、なにを、

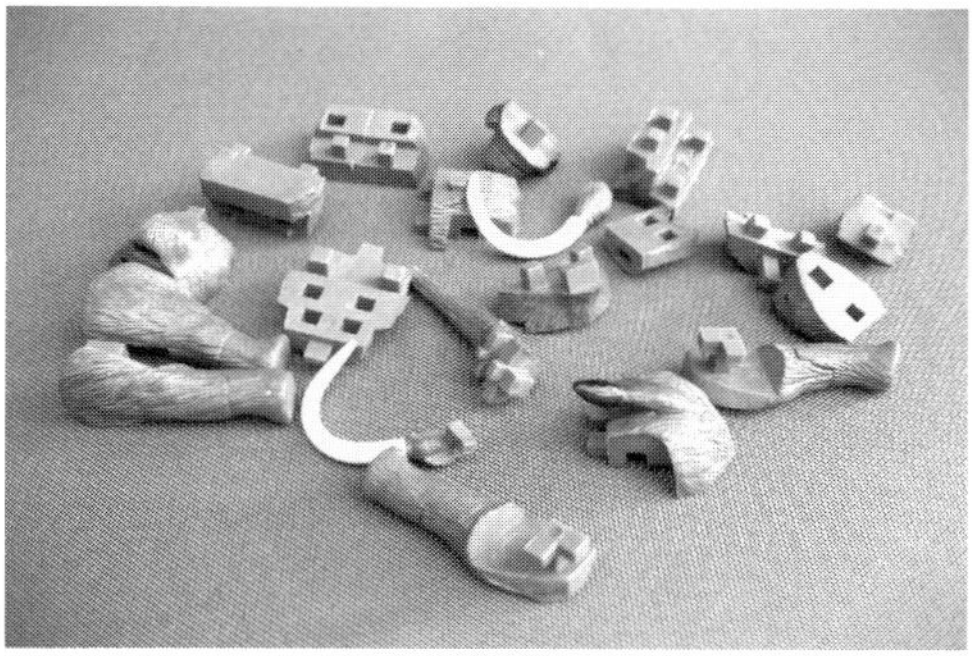

写真６－１　バラバラのピース

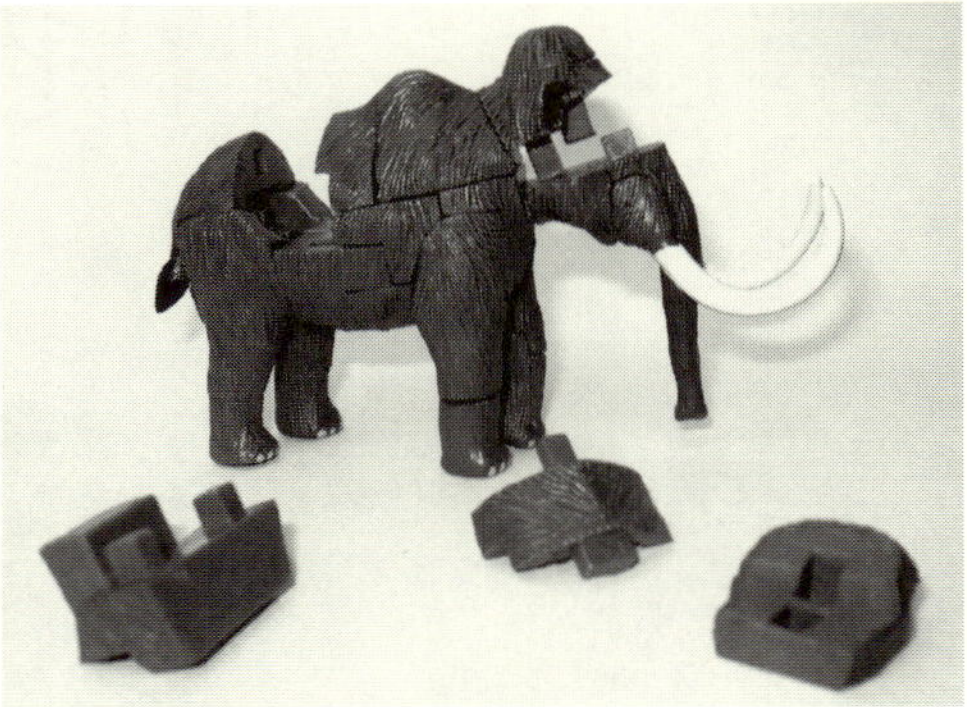

写真６－２　ピースが余ってしまった！

どうして、その結果どうなったのかという現象の構造とプロセスを、カテゴリーの関連づけによって説明しなければなりません。とはいうものの、バラバラのカテゴリーを統合することは容易ではありません。写真６－１のバラバラのピースを見たときに、とまどいを覚えるのと同じことです。

せっかくここまで手順に沿って忠実に分析を進めてきたのに、突然、自分流のやり方で無理矢理カテゴリーをくっつけてしまいたい誘惑に駆られてしまう人が急増するのは、この段階です。しかし、そんなことをしてしまったら、ここまでの作業が水の泡です。写真６－２のように、３つのピースが残った不完全なナウマンゾウになってしまいかねません。

パラダイムとカテゴリー関連図は、この段階の分析者のとまどいを回

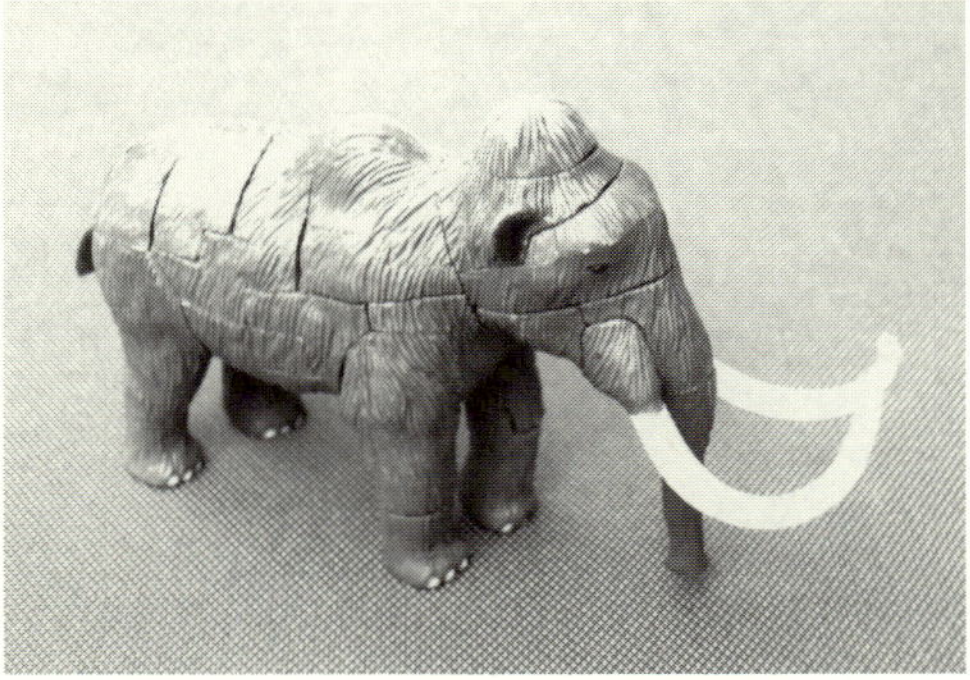

写真６－３　すべてが関係づけられて完成

避して、カテゴリーを論理的に関係づけていくための技法です（写真6－3）。

まず、パラダイムを用いてカテゴリーを現象ごとに分類した後、カテゴリー関連図を用いて関連づけることにより現象を把握します。

（2）パラダイム

それでは、**パラダイム**の説明からはじめましょう。パラダイムの役割は、オープン・コーディングで抽出したカテゴリーを現象ごと、かつ大まかに**状況**（condition）、**行為／相互行為**（action/interaction）、**帰結**（consequence）という3つに分けることです。表4－2（60ページ）の短いデータは練習問題なので、1つの現象だけを示すものです。しかし、通常収集するデータの中には、複数の現象が含まれています。アキシャル・コーディングのはじめには、カテゴリーを現象ごとに分類し、次におこなうカテゴリー関連図を描く作業に備えなくてはなりません。

ここで、パラダイムが役に立ちます。パラダイムを用いることによってカテゴリーを現象ごとに分類し、カテゴリー同士の関係を大まかに把握できます。

私たちは、ある状況をある人（たち）がどうとらえ、どう対応するのか、どのような行為・相互行為や出来事は、どんなときに、なぜ、どのようにして起こるのかという現象をとらえたいと考えています。**状況（条件）**は、ある現象のスタート時点の状況を、**帰結**は行為／相互行為の結果としての状況をあらわします。これらは**現象の構造**をあらわすものです。また、**行為／相互行為**は、その状況の中で生じる出来事や、状況に対して誰がどういうふうに対応するのかという方策や反応を示し、**現象のプロセス**をあらわします。

状況のカテゴリーは1つです。帰結には2つ以上のカテゴリーが必要です。グラウンデッド・セオリー・アプローチがとくに関心をもっているのは、現象のプロセスなので、行為／相互行為にあたる部分です。当然、行為／相互行為には、たくさんのカテゴリーをおきたいところです。そうすれば、たくさんのプロセスを把握することができます[2]。

私たちが対象とする現象は、状況→行為／相互行為→帰結という1サイクルで完結してしまうものではありません。多くの場合、「帰結」は次のサイクルの「状況」の一部となり、次のサイクルがはじまります。このように、サイクルが何度も繰り返されることを意識して、現象がダイナミックに変化していく様を把握しなくてはなりません。

プロセスが抜け落ちてしまうと、一部分だけを切り取ったアクション映画になってしまいます。たとえ、それがヒーローが悪者をたたきつぶすクライマックスシーンであっても、ヒーローはなぜ戦わなくてはならなかったのか、勝つまでにどのような困

[2] カテゴリーを結びつけてプロセスを把握しますから、カテゴリーが多いほど、たくさんのプロセスを把握できます。

難があったのか、勝利はなにをもたらすのか、反対に負けたらどうなってしまうのかがわからなければ、観客としては全然おもしろくありません。

表6－1は、『Xさんデータ』をもとにしてつくったパラダイムです。これまでのものと同じで、これだけが正解というわけではありませんが、一つの例としてみてください。6つのカテゴリーは、**状況**に《関わりの困難さ》、**行為／相互行為**に《自己評価》《とりあえずの関わり》【向き合う努力】、**帰結**に《対応可能》《できなくなった訪室》というふうに分類しました。

(3) カテゴリー関連図

パラダイムでカテゴリー同士の関係が把握できたら、続いて**カテゴリー関連図**を描きます。カテゴリー関連図は、私の分析バージョンに特徴的な部分です。パラダイムだけではカテゴリー間の動的な関係や、ディメンションの動きによるプロセスの変化が

表6－1 「Xさんデータ」から作ったパラダイムの例

状況	**《関わりの困難さ》** 子どもとの会話のもりあがらなさ（1），母親の話しかけにくさ（2），急な悪化に伴う関われなさ（4），話しかけるどころじゃない母子（5），対応へのとまどい（6, 14），やめたい思い（20），苦手感の消失（22）
行為／相互行為	**《自己評価》** 同期へのさぐり（9），話せないことによる自信喪失（10），先輩と自分との違い（11），頼りない自分への自信喪失（12），しっかり見れなかったという落ち込み（16），自己嫌悪による落ち込み（17） **《とりあえずの関わり》** とりあえずの関わり（3），受け身の関わり（7） **【向き合う努力】** 先輩への相談（18），苦手な子どもと話す努力（19），毎日の繰り返し（21）
帰結	**《対応可能》** 今なら対応できる（13），苦手な子にも対応できるという変化（23） **《できなくなった訪室》** 行きにくくなった病室（8），できなくなった訪室（15）

（注）《　》はカテゴリー，【　】は中心となるカテゴリー，それ以外はラベル，括弧内は切片データの番号を示す。

十分把握できません。分析者が自分の思いだけでカテゴリーを関連づけてしまうことは、現象を不適切にとらえることにつながってしまうと考えたので、ストラウス版グラウンデッド・セオリー・アプローチを一歩進めて、カテゴリー関連図を描くことによってカテゴリー同士の結びつけの根拠を可視化する作業を加えたのです。

ここでは、①カテゴリー関連図とは、②カテゴリー関連図の描き方、③カテゴリー関連図の確認、④カテゴリー関連図を使うメリットを説明したいと思います。

①カテゴリー関連図とは

カテゴリー関連図は、**複数のカテゴリー（概念）をプロパティとディメンションを使って結びつける**ことにより、どのようなカテゴリー間の結びつきによってその現象が成り立っているのかを示すものです。**現象ごとに1つの関連図**をつくります。

カテゴリー同士をつなぐ作業は、各パーツについた突起や凹みによって、ナウマンゾウを組み立てていく作業とまったく同じです。カテゴリー同士の位置づけが不適切だと、写真の変形したナウマンゾウのように、現象が彎曲されてしまいます（写真6−2）。そこで、カテゴリー関連図を描くことによって、分析者の思い込みでカテゴリーを関連づけてしまうことを防ごうと考えました。くわえて、どのようなプロパティが不足しているのか、どのプロパティのディメンションをどう変化させれば、プロセスと結果がどう変わるのかまでを把握できるようにしたいとも考えました。

分析者の考えが図として示されることにより、研究結果を他者と共有しやすくなります。これは他者との議論のきっかけとなりますから、大変重要だと思います。

②カテゴリー関連図の描き方

図6－1が基本的なカテゴリー関連図の例です。《カテゴリー名》、そのカテゴリーを構成するラベル、切片データの番号をまとめて、カテゴリーごとに四角囲みにします。そして、「行為／相互行為」のカテゴリーの中でこの現象の中心になるカテゴリーを決め、【 】をつけます。カテゴリー関連図を作る作業では、**データに出てくる時系列にとらわれないで**、カテゴリー、プロパティ、ディメンションを見て適切な関連づけを考えます。時系列に引っ張られてしまうと、事例の要約の域を脱することができなくなってしまうからです。

図6－2には、カテゴリー関連図を描くときの注意点をまとめました。まず、カテゴリーの位置ですが、パラダイムの「状況」[3]のカテゴリーを図の上の方に、「帰結」のカテゴリーを下の方に置きます。そして、それらの間に「行為／相互行為」のカテゴリーを置きます。

各カテゴリーの下には、そのカテゴリーの主要なプロパティ（太字）と、ディメン

[3]「状況」には通常1つのカテゴリー、「帰結」には2つ以上のカテゴリーがあるはずです。

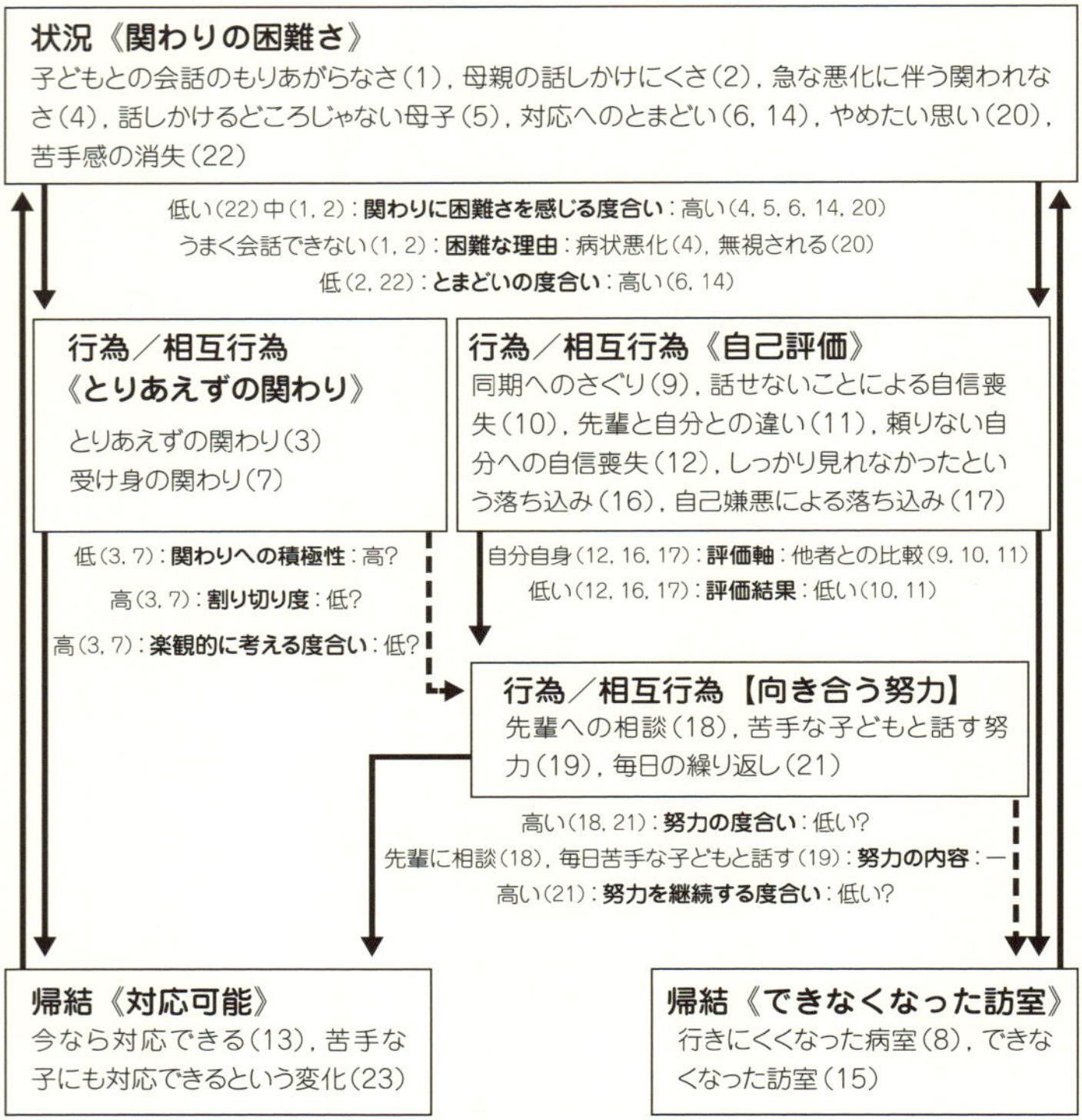

図6－1　【向き合う努力】という現象に関わるカテゴリー関連図

【　】は中心となるカテゴリー,《　》はカテゴリー,（　）は切片データの番号, 欄外の太字はプロパティ, 並字はディメンションを示す。
このデータにないが推測できる関係は破線矢印で, 推測されるディメンションには「？」, 該当ディメンションがない場合には「—」をつけた。

ション（並字）を並べ、ディメンションの組み合わせの違いによって、どのカテゴリーにつながるかを矢印で示します。1つのカテゴリーから2つ以上の矢印を出すことになっていますから、もし2つ以上出せないときは、破線で推測できる関係を示して、他のカテゴリーとつなげます。

この矢印は、カテゴリー間を行ったり来たりしないように引きます。データに出てきていないけれど推測されるプロパティとディメンションには疑問符をつけ、該当ディメンションがない場合には「―」をつけます。これらは今後の**理論的サンプリング**に使います。

③カテゴリー関連図の確認

カテゴリー関連図をつくったら、まず、それぞれのカテゴリーが適切につくられ、適切な名前がつけられているか、適切に関連づけられているかを確認します。もしも、おかしいなと感じるところがあったら、「要確認」のシグナルですから、見直して修正します。この作業による修正はあるのがふつうです。よりよい結果にたどりつくための確認だと考えてください（図6－3）。

次に、カテゴリーの主語を確認します。図6－1のカテゴリー関連図の主語は、すべて語り手（ナース）ですから大丈夫ですが、もし、主語の異なるカテゴリーが

- カテゴリーの位置：パラダイムの「状況」のカテゴリーを上、「帰結」のカテゴリーを下に。「行為／相互行為」のカテゴリーは中央に置く。
- 各カテゴリーの下に主なプロパティをあげ、それを根拠に2つ以上の矢印（実線または破線）を出して他のカテゴリーとつなげる。
- カテゴリー同士はプロパティとディメンションで関連づける。
- 矢印はカテゴリー間を行ったり来たりしない。
- データにないカテゴリーは破線囲み、データにないディメンションは疑問符つきで示し、破線矢印でつなぐ。

図6－2　カテゴリー関連図作成時の注意点

あれば、それがわかる表現になっているかを確認します。

その後、1つの『状況』と2つ以上の『帰結』があり、それらが対応しているかを確認します。図6－1では、《関わりの困難さ》という状況で、《対応可能》《できなくなった訪室》という2つの帰結と対応しています。

そして、中心となるカテゴリーの名前は現象名としてふさわしいかの確認です。グラウンデッド・セオリー・アプローチは非常に系統だった手法で、分析者のバイアスがかかりにくいようになっています。中心概念についても分析者が勝手に決めるのではなく、「行為/相互行為」に属するカテゴリーで、他のカテゴリーと一番関係が強いものということになっています。今回はあまりに短いデータなので「行為/相互行為」に属する3つのうち、どれが中心概念としてふさわしいのかの判断は難しいですが、データの内容から考えると、【向き合う努力】ではないかと思われます。これであれば、現象名としてもおかしくありません。

続いて、データの時系列にとらわれない、おもしろい関連づけがなされているかについて検討した後、データに出てくるすべての変化のプロセスが含まれているかを確認します。このデータに出てきたプロセスを、カテゴリー関連図に太線で書き込んだものが、図6－4〜6－6の3つの図です。カテゴリー関連図をつくったら、データにある変化のプロセスが漏れていないかをこのような方法で必ず確認し

- カテゴリーは適切につくられ、適切な名前がつけられているか
- カテゴリーは適切に関連づけられているか
- カテゴリーの主語が統一されているか
- 1つの『状況』と2つ以上の『帰結』があり、対応しているか
- 中心となるカテゴリーの名前は、現象名としてふさわしいか
- データの時系列にとらわれない、おもしろい関連づけがなされているか
- データに出てくるすべての変化のプロセスが含まれているか
- リサーチクエスチョンに対応する現象か

図6－3　カテゴリー関連図の確認ポイント

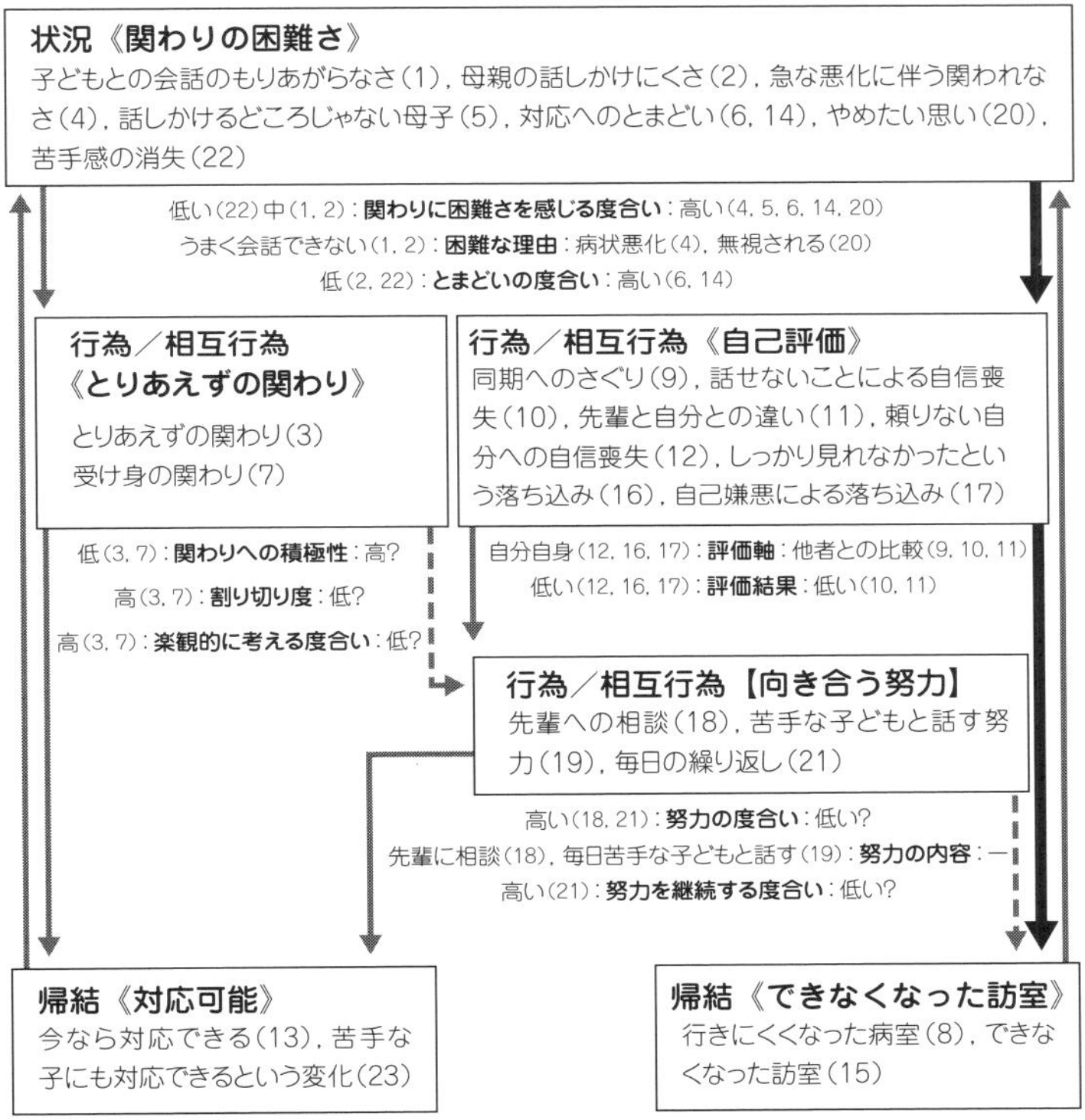
状況《関わりの困難さ》
子どもとの会話のもりあがらなさ（1），母親の話しかけにくさ（2），急な悪化に伴う関われなさ（4），話しかけるどころじゃない母子（5），対応へのとまどい（6，14），やめたい思い（20），苦手感の消失（22）
低い（22）中（1，2）：関わりに困難さを感じる度合い：高い（4，5，6，14，20）
うまく会話できない（1，2）：困難な理由：病状悪化（4），無視される（20）
低（2，22）：とまどいの度合い：高い（6，14）
行為／相互行為《とりあえずの関わり》
とりあえずの関わり（3）
受け身の関わり（7）
行為／相互行為《自己評価》
同期へのさぐり（9），話せないことによる自信喪失（10），先輩と自分との違い（11），頼りない自分への自信喪失（12），しっかり見れなかったという落ち込み（16），自己嫌悪による落ち込み（17）
低（3，7）：関わりへの積極性：高？
高（3，7）：割り切り度：低？
高（3，7）：楽観的に考える度合い：低？
自分自身（12，16，17）：評価軸：他者との比較（9，10，11）
低い（12，16，17）：評価結果：低い（10，11）
行為／相互行為【向き合う努力】
先輩への相談（18），苦手な子どもと話す努力（19），毎日の繰り返し（21）
高い（18，21）：努力の度合い：低い？
先輩に相談（18），毎日苦手な子どもと話す（19）：努力の内容：―
高い（21）：努力を継続する度合い：低い？
帰結《対応可能》
今なら対応できる（13），苦手な子にも対応できるという変化（23）
帰結《できなくなった訪室》
行きにくくなった病室（8），できなくなった訪室（15）

図６－４　切片４、５、６、８、９、10、11、14、15、20のプロセス

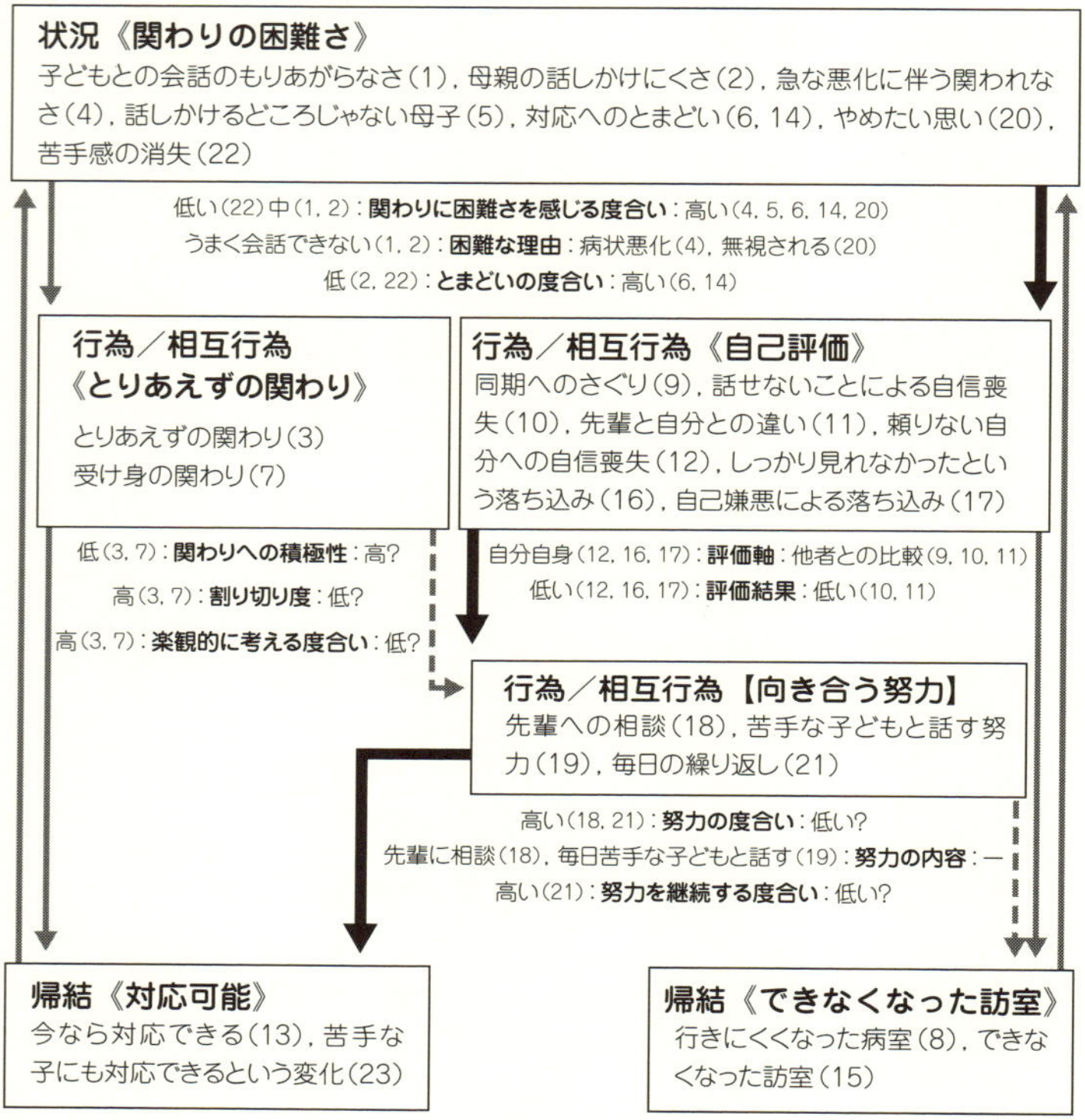

図６－５　切片４、５、６、12、13、14、16、17、18、19、21、23のプロセス

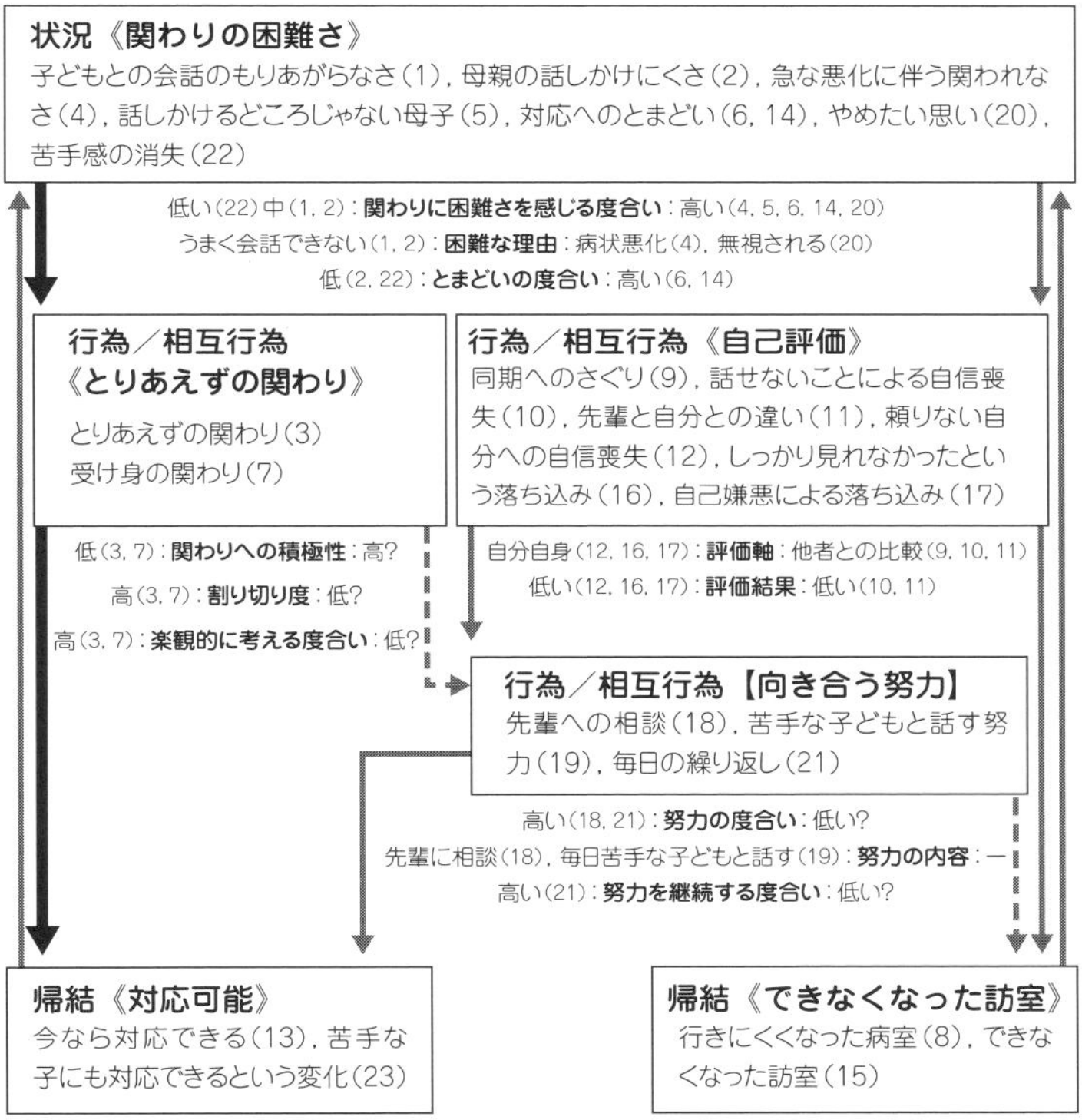

図6－6　切片1、2、3、7、22のプロセス

てください。

さいごに、リサーチクエスチョンに対応する現象かを確認します。このデータは、「看護師は関わりが困難な子どもとの関係づくりの方法をどう学ぶのか?」というリサーチクエスチョンをもとにして収集されたものです。【向き合う努力】という現象が把握されたので、対応すると言えます。

先に書いたように、データ分析の局面とは異なり、分析作業をはじめたら、カテゴリー関連図ができるまで、できるだけリサーチクエスチョンを忘れて作業します。そのデータに含まれる現象全てをカテゴリー関連図として把握したら、[4] さいごに、リサーチクエスチョンに対応した現象が作成したカテゴリー関連図の中にあるかを確認し、もしも把握されていない場合にはその理由を検討します。結果的に、リサーチクエスチョンを変えなくてはならないときもあると思います。

④カテゴリー関連図を使うメリット

それでは、カテゴリー関連図はどう役立つのかを振り返ってみましょう。まず、データに不足している部分、これからのデータ収集の中で気をつけなくてはならない部分を知ることができます。たとえば、図6-1のカテゴリー関連図のように、不足している部分を点線や疑問符づけで残しておくと、今後、不足部分に注意してデータ収

[4] 今回は1つの現象しか含まれていないデータでしたが、通常収集するデータには、複数の現象が含まれているはずです。

集を進めることができます[5]。

また、この後出てくるカテゴリー関連統合図を見れば、その現象に関してデータ分析がどのくらい進んでいるのかが簡単にわかります。

くわえて、カテゴリー関連図を描いたときに、カテゴリーがうまく関係づけられないようであれば、分析がおかしな方向に進んでいるというシグナルが出ていることになります。ラベルからカテゴリーへのまとめ方が不適切か、カテゴリー名が不適切か、プロパティとディメンションが十分に把握されていないということですから、再度見直す必要のあることがわかります。

もちろん、カテゴリー関連図は分析者の考えを可視化し、他者との議論を促進したり、分析の根拠を確認する道具でもあります。以上からおわかりのように、カテゴリー関連図はある現象のカテゴリー同士の関連を論理的にとらえるために有効な道具なのです。

じつは、図6－4〜6－6は、データ内にあるプロセスを図示しただけにすぎません。グラウンデッド・セオリー・アプローチでは、実際にデータにあるプロセスを把握するだけでなく、データにないプロセスを推測し、次のデータ収集につなげようとします。

この関連図でいくつのプロセスを把握できるのかを示したものが図6－7の①〜⑥

[5] これは「5－4（1）理論的サンプリング」で説明した、理論的サンプリングです。

です。こんな短いデータからでも、6つのパターンが抽出されています。そのうちの3つ（①②④）は、データ内に流れが示されていますが、③⑤⑥はそうではありません。カテゴリー関連図を使うことによって、データにはないけれど推測できる変化のパターンを見いだし、理論的サンプリングにつなげることができるのです。

さいごに、カテゴリー関連図を使ってカテゴリーの関連をとらえようとする作業によって、この後出てくる**アブダクション**を促進することもできます。

(4) ストーリーライン

ストーリーラインは、グラウンデッド・セオリー・アプローチの**理論**にあたるもので、カテゴリー関連図やカテゴリー関連統合図に示された現象を、概念（カテゴリー、ラベル、プロパティとディメンション）だけを使って文章にしたものです。ここまで「概念」にこだわって進めてきたわけですから、当然、ここでも「概念」にこだわります。

まず、カテゴリー関連図を見て、そこに出てきたカテゴリー、プロパティとディメンションを使って文章をつくります。必要があればラベルも使います。最初の段階では、これらの概念にはマークをつけて、漏れがないように気をつけて記述します。それが完成したら、自然な文章に整え、そのうえで、必要がないと思えばマークを外し

①（図6－4）

②（図6－5）

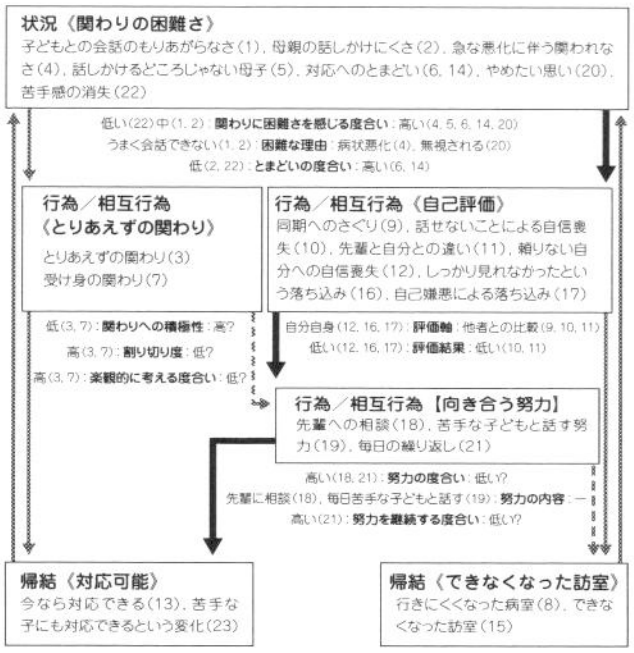

③

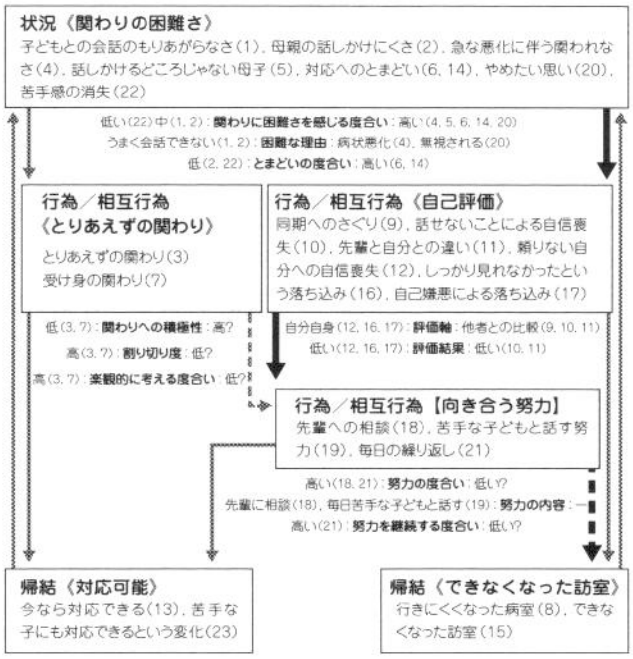

④（図6－6）

⑤

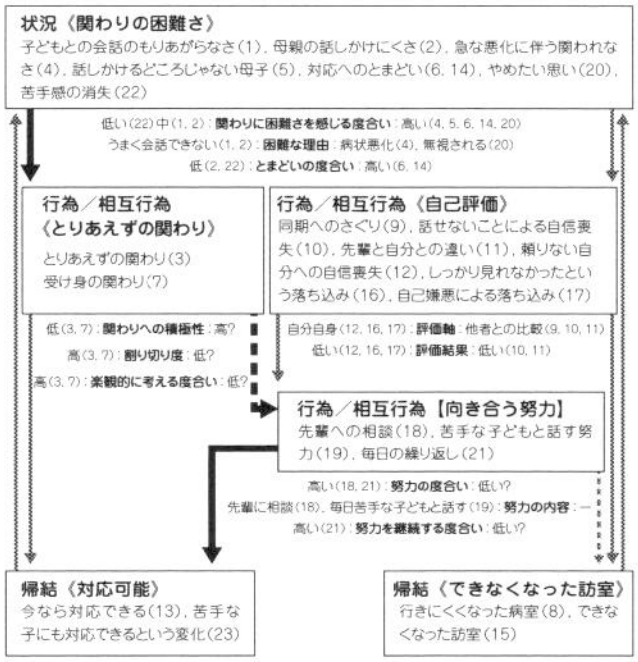

⑥

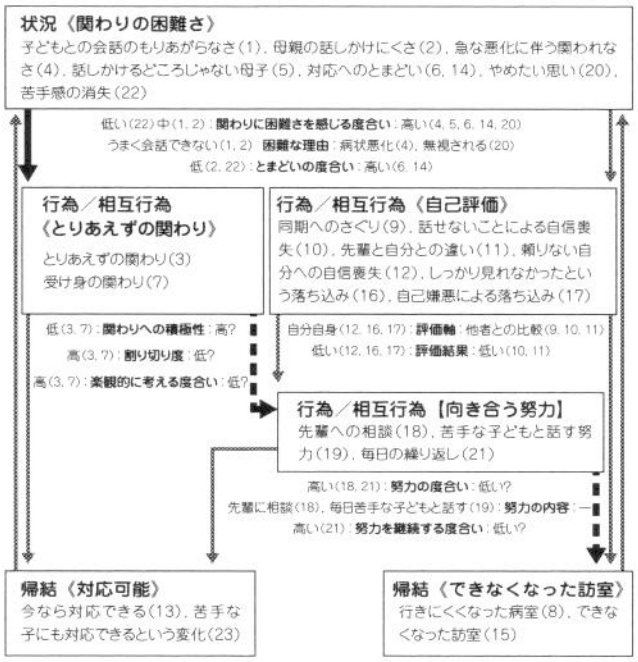

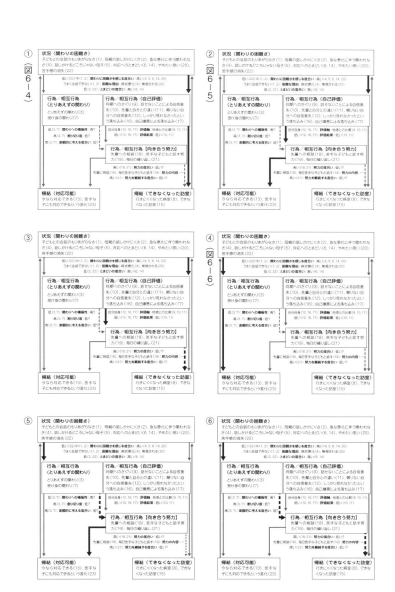

図6－7　プロセスのパターン図①～⑥

ます。これが**ストーリーライン（理論）**になります。

カテゴリー関連図に沿って文章をつくるわけですから、カテゴリーはプロパティとディメンションによって関連づけられているはずです。それでは、図６－１（１２２ページ）のカテゴリー関連図のストーリーラインを書いてみます。

なお、ここでは、【　】は中心となるカテゴリー、《　》はカテゴリー、プロパティは〝　〟、ディメンションは〝　〟で示しています。また、文末には、各説明が図６－４～６－７のどのプロセスにあたるのかを記しました。

担当の子どもとの関係に《関わりの困難さ》を感じ、〝困難さ〟が〝高く〟、〝困難な理由〟が〝病状悪化〟や子どもに〝無視される〟ことで、〝とまどいの度合い〟が〝高い〟ときに、ナースは《自己評価》をおこなう。自己評価の〝評価軸〟が〝他者との比較〟で、〝評価結果〟が〝低い〟場合には、《できなくなった訪室》に至ってしまう（図６－４のプロセス）。

しかし、《自己評価》での〝評価軸〟が〝自分自身〟で、〝評価結果〟が〝低い〟場合には、【向き合う努力】に進み、〝努力の度合い〟が〝高〟く、〝先輩に相談〟〝毎日苦手な子どもと話す〟というような〝努力を継続する度合い〟が〝高〟ければ、《対応可能》という帰結に至ることができた（図６－５のプロセス）。

一方、《関わりの困難さ》が低い、または、困難さを感じても、〝困難な理由〟が〝うまく会話できない〟程度で、〝困難さ〟と〝とまどいの度合い〟が〝低〟ければ、ナースは《とりあえずの関わり》をおこなうことができる。そして、〝関わりへの積極性〟が〝低く〟、〝割り切り度〟〝楽観的に考える度合い〟ともに〝高〟ければ、とりあえずは《対応可能》と感じていた（図6－6のプロセス）。

ところで、今回のデータにはないものの、《自己評価》から【向き合う努力】に進んでも、〝努力の度合い〟が〝低〟く、〝努力を継続する度合い〟も〝低〟ければ、《できなくなった訪室》に至ってしまう可能性がある（図6－7③のプロセス）。また、《関わりの困難さ》から《とりあえずの関わり》に進んだときに、もし〝関わりの積極性〟が〝高〟く〝割り切り度〟〝楽観的に考える度合い〟が〝低〟ければ、【向き合う努力】に進む可能性があり、その際の〝努力の度合い〟と〝努力を継続する度合い〟によって、《対応可能》に至る場合と（図6－7⑤のプロセス）、《できなくなった訪室》に至る可能性が考えられた（図6－7⑥のプロセス）。

以上のようなストーリーラインを書くことによって、カテゴリー関連図やこの後出てくるカテゴリー関連統合図を見直し、カテゴリーの関連づけに無理がないのかを確認できます。

（5） カテゴリー関連統合図

さあ、あと一歩です。グラウンデッド・セオリー・アプローチでは、データの収集と分析とを繰り返す中で、同じ現象に関するカテゴリー関連図同士を積み上げて、**カテゴリー関連統合図**をつくります。

2つめのデータ分析が終わったら、1つめのデータの現象の数だけのカテゴリー関連図と、2つめのデータの現象の数だけのカテゴリー関連図にくわえて、1つめと2つめのカテゴリー関連図で、同じ現象を示すものを統合したカテゴリー関連統合図ができることになります。もちろん、カテゴリー関連統合図ができたら、ストーリーラインを書いておきます。[6]

[6] カテゴリー関連統合図に関しては、中級者向けの話になりますので、次の本で具体例をご覧ください。
戈木クレイグヒル滋子 2008『実践グラウンデッド・セオリー・アプローチ——現象をとらえる』新曜社
戈木クレイグヒル滋子編集 2014『グラウンデッド・セオリー・アプローチ——分析ワークブック 第2版』日本看護協会出版会

6−2

アブダクション

分析はデータに基づいて着実に進めますが、それを積み上げたうえで**アブダクション**（abduction）がおこなわれます。アブダクションは、推測、推論、仮説設定法、当て推量などと訳されています。分析のどの段階の作業にもアブダクションは必要ですが、なかでも必要とされるのは、カテゴリー同士の関係を考えるときだと思います。

カテゴリーを関連づける作業は、分析の中でも一番アイデアを生みだしやすい局面です。それを可能にしているのは、プロパティとディメンションを用いてカテゴリー同士をつなげるというルールです。この縛りによって、分析者の通常の思考を越えて、思いがけないアイデアにたどりつく可能性が高まります。

よいアブダクションができるためには、データを読み込んで十分に理解し、カテゴリーを的確に把握するという、基盤となる作業が完了していることが条件となります。

新しい発想や推測は、何もないところに忽然とあらわれるものではありません。すでに蓄積された知識が土台となって創造されるものなのです。当然、質的研究の場合には、データに基づいて着実に積み上げてきた分析が土台です。何の知識もないニュートンがリンゴの落下だけを見て、万有引力の法則を思いついたなどとは誰も考えないと思いますが、質的研究におけるアブダクションについては、なぜか偶発的に湧いてくるものだと誤解されている節があります。

アブダクションを促進するための定式化されたトレーニングや技法はないので、データに基づいた分析を十分に積み上げたうえで、アブダクションを誘発するような環境を意図的につくることが大切です。ここで紹介したカテゴリー関連図を描く作業以外でも、前章で紹介した問いを立てる、比較やメモを書くという技法はすべて、分析者をデータに対して敏感にさせ、アブダクションを促進するためのものです。大切なことは、考えが浮かびやすい環境をつくり、考える機会を増やすことと、浮かんだ考えをぜんぶメモに残すことです。それによって、自分が他のことをしていたり眠っているようなときにでも潜在的に思考する状態が保たれ、結果として思いがけない発想や推論に巡り会える可能性が高まります。

6-3 例外例のあつかい

事実は小説より奇なりと言われるほど、私たちを取り囲む現象の数々は複雑なものです。現象が1つのパターンだけに落ちつくなどということは通常ありません。しかし、なぜかワンパターンの結果だけが示された質的研究論文をよく見かけます。たぶん、多数派の分析結果[1]だけが示されたのでしょうが、これでは現象を十分に把握したことにはなりません。事例ごとの特徴を把握したうえで、全事例を包括するような結果を提示する必要があります。

例をあげます。子どもががんだと診断されたとき、誰が看病の中心になるでしょうか。たぶん、母親だろうと考える人が多いでしょう。同じように考えた研究者が小児がんの子どもをもつ母親を研究協力者にし、たとえば50名にインタビューしたところ、そのうちの48名が「看病の中心になった」と、体験を話してくれたとします。こういうときに、この48名のデータ分析の結果だけが報告され、看病の中心にならなかった残りの2名のデータは、例外例として葬り去られてしまうことが多いのではない

[1] ここでは便宜上、多数派と呼びましたが、じつは、たまたま収集したデータの中での多数派であって、対象が異なれば全く異なった結果が出るかもしれません。質的研究では、なにが多数派かを問題にしません。量的研究のように収集するサンプルのバイアスを減らすための操作をおこなったり、多数派がどれかを知るための検討もおこないません。

でしょうか。
しかし、じつはこの2例が重要だと思います。2例を通して、どんな文脈では母親が「看病の中心にならない」のかを検討することが重要です。それによって、多数派の状況がより明確になりますし、多数派と少数派の違いをディメンションの違いとして把握することができます。さらには、異なる変化パターンとしてとらえることもできます。収集したデータが一つのパターンしか示さないときには、「データの収集不足」または「データの偏り」である可能性が高いので、むしろ警戒すべきです。[2]
念のために書き加えますが、**カテゴリーには重みの違いはありません**。よく、自分が分析しているデータの中に、そのカテゴリーを含んだデータがたくさんあったから重要なカテゴリーだとか、反対に、1事例だけからしか見いだせないカテゴリーなので脆弱だなどと考える人がいますが、いったん抽出されたら、カテゴリーは対等で重みも同じです。

[2] 他と異なる状況を示す事例を意識的に分析対象に含めることは、とても重要です。グラウンデッド・セオリー・アプローチの理論的サンプリングは、これを促進するものです。

7　さいごの詰め

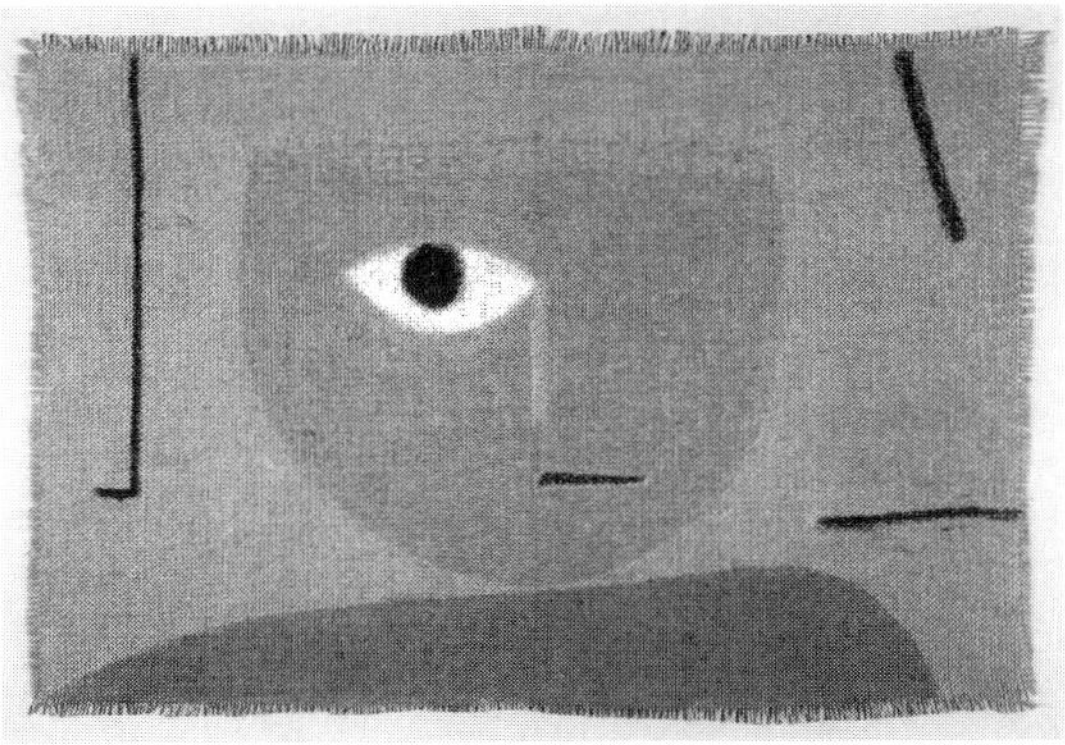

ポール・クレー「眼」(1938)

研究には多分に趣味的要素が含まれると思いますが、価値のある研究であればあるほど、家宝にしてとっておくだけでは宝の持ち腐れです。みんなに読んでもらってこそ、世の中に貢献できる研究となる可能性が生じます。したがって、発表することは大切です。ここでは「なにをどうおこなったか」と「結果として分かったこと」に分けて、発表の準備を通して研究を振り返る際のポイントを紹介します。

7-1 なにをどうおこなったか

質的研究では、データの収集も分析も研究者自身が道具になっておこなわれます。この道具が壊れていると、とんでもない作品になってしまう可能性があります。ですから、まず、道具の精度を読者に確認してもらうために、研究がおこなわれた状況を詳しく説明する必要があります。なにをどうおこなったのかが論文の中に書かれていることを確認しましょう。

ここでは、(1) 倫理的配慮、(2) 研究協力者、(3) データ収集の方法、(4) データの数、(5) 分析の手順、(6) 分析の妥当性、の順で確認すべき点を紹介します。

(1) 倫理的配慮

質的研究では、研究協力者のプライバシーに関わる情報を収集することが多いだけでなく、協力者があまり思い出したくないことを話してもらうようなことも多いので、量的研究以上にプライバシーの保護、あらゆる時点での協力拒否の自由、起こりうるマイナスと対処方法などについての**倫理的配慮**が必要です。研究をはじめる前に倫理委員会の承認を受けたと思いますが、倫理的配慮として実際におこなった事柄を論文に記載することは大切だと思います。ポイントを押さえ、かつ具体的に倫理的配慮が書いてあることを確認します。

投稿する前に対象者の許可を得るという約束がある場合には、論文を渡して許可がもらえるまで投稿を控えなくてはなりません。また、約束はなくても、前もって目を通してもらい、許可を受けたほうがよいと思われる場合には論文を届けます。論文全体を見てもらうか、その人に関わる部分だけを見てもらうかは、状況によって異なると思います。

(2) 研究協力者

研究をはじめる段階では、大まかな研究テーマとリサーチクエスチョンしかありませんでしたから、それに合わせた**研究協力者**のデータ収集からはじめたでしょう。データ収集と分析とを繰り返す中でリサーチクエスチョンが絞られてくると、収集するデータの範囲も絞られますが、どのような経過でどのような限定がおこなわれたのかが示されていることを確認します。

場合によっては、はじめのころにデータを収集した協力者が、最終的なリサーチクエスチョンにマッチしないことがあるかもしれません。また、理論的比較のために[1]収集したデータの中には、研究の対象とはならないものもあります。たとえば、小児がん専門医を対象とした研究をおこなう中で、比較のために成人のがん専門医にインタビューをおこなったとします。このような比較は分析に深みを与えるので意味がありますが、研究協力者とはなりません。もしも加えるのであれば、理論的比較のための対象という扱いになります。

(3) データ収集の方法

質的研究では、同じ状況をつくれば同じデータが収集できるというような再現性は期待できませんが、分析法とリサーチクエスチョンに合わせてデータ収集がどうおこなわれたのかを、読み手が理解できるように示す必要があります。

くわえて、データ収集者のバイアスがかかったデータになっていないか、**データの質**をどう確保したのかを記載することも重要です。インタビュー法を用いる場合には、聞き手の強引な働きかけや誘導によって話し手の答が影響されていないか、参加観察法を用いる場合には、自然に近い状況で観察者のバイアスが少ないデータが収集されたのかを確認し、注意した事柄が論文にも記載されていることを確認します。

[1] 理論的比較は、分析者のデータに対する感受性を高めるためにおこなうものだからです。「5-2 (2) 理論的比較」参照。

（4）データの数

グラウンデッド・セオリー・アプローチでは、理論的飽和に至るまで、または、そこには至らないものの新しい知見があり、発表したほうがよいと思えるまでデータ収集を続けることになっています。[2]最終的にいくつのデータを収集したのかと共に、なぜ飽和に至ったと言えるのか、または、発表したほうがよいと考えたのかが記されていることを確認します。

[2]「5－4　理論的サンプリングと理論的飽和」参照。

（5）分析の手順

分析手順の記載がいい加減では、結果は読むに値しないと評価されてしまいます。分析をどうおこなったのかというステップが十分に記述されていることを確認します。分析に用いた研究法の名前だけでは不十分です。その方法を知らない人でも分析の過程がイメージできるくらいのていねいさで、かつ簡潔に説明した上で、なぜその方法を選んだのかが説明されていることを確認します。

（6）分析の妥当性

データの内容を正確にとらえて分析するために、研究会の仲間やスーパーバイザーに点検してもらったのであれば、それを書いたほうがよいでしょう。その際、「研究会で検討してもらった」とか、「質的研究の専門家のスーパーバイズを受けた[3]」とだけ書く人が多いのですが、具体的にどの時点で、どんな人にどのように関わってもらったのかを書いたほうがよいと思います。

ただし、言うまでもなく、これを書いたからといって、妥当性が担保されるわけではありません。最終的には、次の項に出てくるような視点から見て、結果がまともであることが重要です。

[3] このフレーズがついた論文の中には、いったいどんな人からスーパーバイズを受けたのだろうと思わせてしまう不思議な論文も少なくありません。「質的研究の専門家」の定義は一定したものではないようです。

7-2 結果としてわかったこと

研究の背景が十分に記載されていることが確認できたら、次は分析結果の記載部分を確認します。グラウンデッド・セオリー・アプローチを用いた研究の結果として重要なことは、なんといってもカテゴリーを関連づけてつくった理論がオリジナルで、論理的で緻密で、かつ対象にした現象を十分に説明できていることにつきます。しかし、どんなに立派な理論にたどりついても、一人よがりの記述にとどまってしまっていては価値が半減してしまいます。読者が理解できるように書かれてこそ、意味があるのです。

ここでは、(1)新しい発見はなにか、(2)文献検討結果の反映、(3)カテゴリー抽出の経過、(4)カテゴリーの説明、(5)カテゴリー同士の関係、(6)現象名、(7)理論的比較と理論的サンプリング、(8)理論の構造とプロセス、(9)プロセスの多様性、(10)図と表、(11)現実場面への理論の適応、(12)理論の飽和、(13)データの出し方、(14)研究の限界、(15)今後の課題、について確認すべき点を検討します。

(1) 新しい発見はなにか

言うまでもなく、オリジナルな新しい発見がなければ、わざわざ研究を発表する必要はありません。新しい発見が論文の中に明確に示されていることを確認します。

質的研究の発見にはコロンブスの卵のような側面があり、「そんなこと誰でも知ってるよ」と不当に評価されてしまうことがあるかもしれません。しかし、誰もが知っている(ような気がする)現象にも、構造やプロセスの多様さが明らかにされていないものが少なくありません。それらを明らかにすることには意味がありますし、新しい発見だと言えますから、それが伝わるように書かれているかを確認します。

(2) 文献検討結果の反映

新しい発見が重要だとは言うものの、人類の研究の歴史は長いので、これまでにだれ一人として注目しなかった概念や現象があるとは考えにくいと思います。先達たちの研究の流れの中で、今回の研究結果はどのような位置にあるのか、先行研究にはない斬新な部分を明示することができたのかを確認します。

研究をはじめる前には大まかなテーマしか設定できないので、文献の検討もその範囲でしかおこなわれていないと思います。いったんカテゴリーを把握したら、同じカテゴリー名が使われた文献を検索します。そして、どのような状況で、どのような概念として扱われているのかを検討し、自分の結果と比較します。

(3) カテゴリー抽出の経過

どのような経過でカテゴリーが抽出されたのかは重要ですから、わかりやすく記述されていることを確認します。また、最後にもう一度、カテゴリーを構成するラベル、プロパティとディメンションを確認して、カテゴリー名が適切かを検討します。必要があれば、データに戻って確認します。[1]

(4) カテゴリーの説明

カテゴリーが適切にとらえられ、命名され、しかも明確に説明されていなければ、理論の基盤が脅かされてしまいます。理論を構成している各カテゴリーがプロパティとディメンションを使って十分に説明されていることを確認します。くわえて、カテゴリーを抽出したデータの例として示すものが適切かを確認します。

[1] そのために、どの切片データから抽出されたラベルによってつくられたカテゴリーだったのかがわかるように、分析中のメモは全て最後まで残しておく必要があります。

（5）カテゴリー同士の関係

カテゴリー同士がプロパティとディメンションによって適切に関係づけられていることを、カテゴリー関連図を使って再検討します。論文にも、カテゴリー関連図を示したほうがわかりやすいと思います。

（6）現象名

現象を構成する複数のカテゴリーの中で、中心になっているカテゴリーの名前が現象名ですが、その名前が現象名としてふさわしいことを確認します。

（7）理論的比較と理論的サンプリング

理論的比較が十分におこなわれたのか、理論的比較から得たプロパティ候補をもとにして、どのような理論的サンプリングがおこなわれたのかの片鱗が論文にあらわれていることを確認します。くわえて、分析の中で思いついたものの実際のデータに出てこなかったプロパティ候補が、間違って論文に出てしまったなどという致命的なミスがないかも要チェックです。

（8）理論の構造とプロセス

ある状況や出来事に対して誰がどう対応するのか、どのような相互作用が生じるのかという複数のプロセスと、それによって生じる帰結が理論の中で十分にとらえられていることを確認します。

（9）プロセスの多様性

現象のプロセスには、複数のバリエーションがあります。単一のプロセスに収まるほど、日常の現象は単純ではないからです。その現象を束ねたものが理論ですから、当然、プロセスの多様性が組み込まれていなくてはなりません。少なくとも対象にした事例すべてについて（多数派事例だけでなく少数派事例も含めて）、あますことなく説明できるようなカテゴリー関連図とストーリーラインが示されていることを確認します。

たとえば図6－4～6－6（125－127ページ）は、データに示されたプロセスのすべてが、カテゴリー関連図に含まれていることを確認したものです。このような確認をおこなうことは絶対に必要です。

(10) 図と表

通常、グラウンデッド・セオリー・アプローチを使った論文には研究協力者の一覧表やカテゴリー関連図などを出しますが、図や表が効果的に使われているか、わかりやすく示されているかを確認します。

(11) 現実場面への理論の適応

また、理論が実際の状況に当てはまるかどうかを、データを収集した場や研究協力者に確認することも大切です。

(12) 理論の飽和

もし理論的飽和に至ったと思うのであれば、作り上げた理論について、新しいデータが出てきても、それ以上新しいカテゴリーやプロパティ、ディメンションが出てこず、バリエーションが十分に把握され、カテゴリー間の関係も十分にとらえられているという状態であることを、もう一度確認します。

また、理論的飽和に至っていなくても、新しい知見が見いだされたために発表する場合には、飽和に至っていないことと、発表する理由（新しい知見）、飽和に至るためにはどの部分が不足しているのかが明示されていることを確認します。

(13) データの出し方

文中には、分析結果を裏づける例としてデータが提示されていると思います。それが適切なデータであることを確認します。結果と一致しない例では意味がないだけでなく、読者を混乱させてしまいます。くわえて、分析者にとって都合のよい部分の切り取りになっていないかも確認します。もしも、適切な例が出せないならば、分析結果に問題のある可能性が高いので、再検討が必要です[2]。

(14) 研究の限界

どんな研究にも限界があります。どんなに長期間をかけた大プロジェクトでも、限界がないなどということはありえないのですから、研究の限界が明示されていることを確認します。

(15) 今後の課題

さらに、今後の研究の方向が指し示されていることを確認します。これは、自分の研究を方向付けるためだけでなく、その研究をもとにして、次の研究をおこなおうとする他の研究者にとっても大切なことだと思います。

[2] 分析について書いたメモに具体的なデータやそれを抽出した部分を書き込んでおくと、論文を書く段階で適切なデータ例が容易に引きだせて便利です。

8　よくある質問と答え

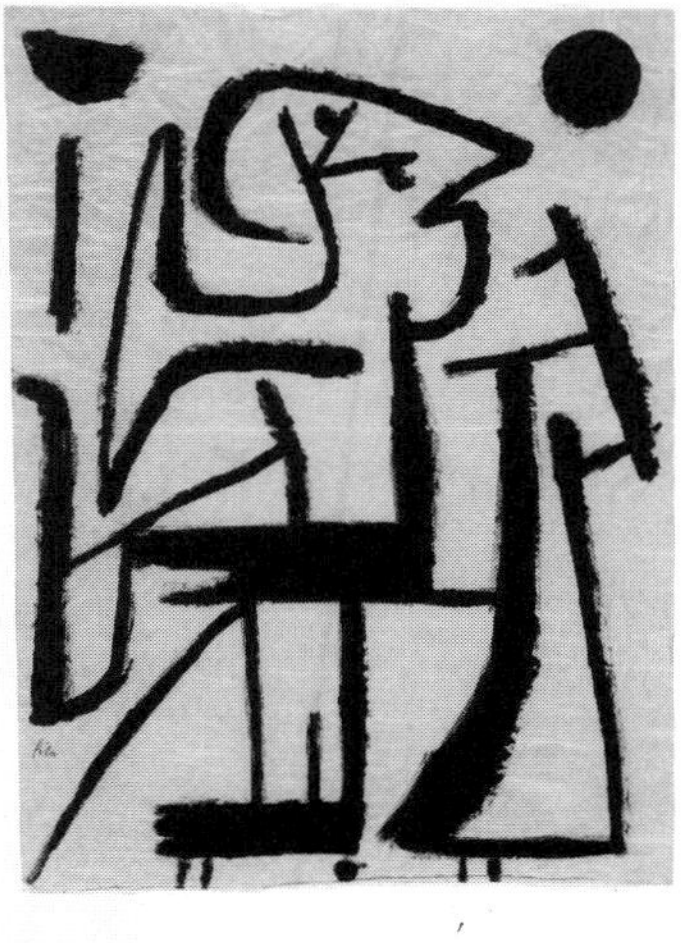

ポール・クレー「激情」(1938)

関心をもつ人が多いぶん、グラウンデッド・セオリー・アプローチには誤解やマイナスイメージも多いようです。しかし、それらの多くは、グラウンデッド・セオリー・アプローチが正しく理解されていないことから生じているもののように思います。最終章では、ワークショップやゼミでよく受ける質問とそれに対する回答を紹介したいと思います。

よくある質問と答え

Q グラウンデッド・セオリー・アプローチは、どんなことを知りたいときに適していますか?

A 何かしら変化のある現象について、それに関わる概念と概念同士の関係を知り、現象の状況(構造)とプロセスを把握したいときに適しています。[1]

Q グラウンデッド・セオリー・アプローチの魅力はなんですか?

A 人によっていろいろな答えがあると思いますが、私の場合には、分析を通して、自分でも思いもかけなかったアイデアやカテゴリー同士の関係づけによる現象の説明にたどりつけることではないかと思います。そのためには、分析ステップに沿って作業を進めることが重要だと思います。

Q グラウンデッド・セオリー・アプローチではトレーニングが必要だということですが、なぜでしょうか?

[1]「1-1 (1) グラウンデッド・セオリー・アプローチが把握しようとするもの」参照。

A グラウンデッド・セオリー・アプローチに限らず、基礎をマスターしていないのに研究をはじめることは、運転を習ったことがないのに、マニュアルを見ながらグライダーで世界一周旅行に出るようなものです。事故を起こして大惨事に至らないように、基本的な運転技術を身につけるのは当然のことだと思います。

くわえて、基本のトレーニングを受けてはいても、実際の飛行では数多くのアクシデントが待ち受けていますから、いろいろな状況を想定して対策を立てておく必要があります。とくに難所の飛行には要注意です。グラウンデッド・セオリー・アプローチの難所は、概念に名前をつける部分と、カテゴリー同士の関連づけをする部分だと思います。また、分析結果を無視して、フィクションのような考察を展開するという誤りもおかしがちです。このような部分にはとくに注意しながらトレーニングを積んでいただきたいと思います。独習のための本もご覧いただければと思います[2]。

Q 研究方法を学びつつ、研究を進めることも可能ですよね？

A 研究は研究方法を一通り身につけてからはじめるべきだと思います。研究方法と研究とをいっぺんに征服してしまおうという、一粒で二度おいしい的な発想では、両方が中途半端になってしまいかねません。

[2] 戈木クレイグヒル滋子編集 2014『グラウンデッド・セオリー・アプローチ――分析ワークブック 第2版』日本看護協会出版会

Q グラウンデッド・セオリー・アプローチを用いた研究は、修士論文のレベルではムリだと指導教員に言われましたが、そうでしょうか。

A 修士論文でどのレベルまでをめざすかによって、答えは異なってくるのではないかと思います。私の経験では、学部生でも2学期間にわたるゼミで基礎を習得すれば、1~2事例のデータから概念を抽出してカテゴリーを関連づけ、卒業論文をまとめることができます。修士課程の学生は、約1年半にわたるゼミで基礎を学び、5~10事例程度のデータを使って小さい現象（図1-1（9ページ）の現象Aまたは図4-3（49ページ）にあたるものです）についてまとめます。ですから、修士論文のレベルでグラウンデッド・セオリー・アプローチを用いた研究をおこなうことが不可能だとは思いません。ただし、抽象度の高い現象や理論の飽和までを目指すのは時間的に難しいと思います。

Q 研究法という作法にしばられると、ユニークな発想が浮かばないのではないでしょうか？

A たとえば、芸術においてはユニークな発想が重要だと思われがちですが、どんな芸術も発想だけで存在するのではなく、基本となる技術に裏づけられたものだと思います。私の友人のコンテンポラリーダンサーたちは、当然のことながらそれぞれにまったく異なった作品をつくり、個性的な踊り方をします。しかし、基礎として、クラシックバレーかモダンダンスのトレーニングを受けている点は同じです。基礎を学んでいないと、長年にわたって踊り続けることはできないそうです[3]。

研究はダンスほど軽やかではありませんし、練習をさぼっても弊害が少ないために怠惰を招きがちですが、基本が重要だという点は同じだと思います。基本があってこそのユニークな発想ではないでしょうか。

Q 質的研究方法の習得にトレーニングが必要なことはわかりましたが、私が学んでいる大学院には質的研究を教えてくれる先生がいません。どうしたらよいのでしょうか?

A はじめて質的研究方法を学ぶ際には、本を読むこと、ゼミに出ること、ピアカンファレンス、個別のコンサルテーションを受けることのどれもが重要です。もちろん、すべてがそろった環境に身を置いたほうが習得は早いと思います。しかし、そうできない場合には、自分でよく本を読んで、練習問題を実際に分析してから、本に提示した分析例と比較するという方法があります[4]。同じ質的研究法を学んでいる人と集まって、わからない点を議論したり、短いデータを分析して、その結果を検

[3] 質的研究者でありダンスの専門家でもあるジェンシックも、質的研究とダンスの類似性とどちらにも基本が必要であることを軽やかに述べています。
Janesick, V. J., 2015, *"Stretching" Exercises for Qualitative Researchers*, 4th ed., SAGE.

[4] 本書にも練習問題と分析例を示しましたので、ご活用ください。

討しあうというような研究会をもつことも効果的ではないかと思います。また、単発のワークショップに参加することによって、自分のやり方が間違っていないかを確認し、ブラッシュアップの機会にもできるのではないかと思います。

Q 質的研究の論文の中には、研究のプロセスが不明確なものが多いように思います。これで結果を信じろと言われても無理ではないでしょうか。

A グラウンデッド・セオリー・アプローチに限ったことではないと思いますが、研究プロセスの記載が不十分で、どうやってその結果にたどりついたのかがわからない論文が多いのは事実です。研究方法や分析のプロセスが共有できなければ、おっしゃる通り読者に不審を抱かせても仕方がないと思います。

一方、ご印籠のように「××という方法を使った」と書きさえすれば十分だという考えもおかしいと思います。これでは、十分に研究プロセスを説明したことにはなりません。研究論文には、分析法の名前だけではなく、具体的にどのような分析過程を踏んだのか、どういう技法をどう使ったのかを明記することが必要だと思います。さらには、「××法を使った」と書いていながら、中を読むと××の手順に沿っていないものもあります（苦笑）。これでは、看板に偽りありということになってしまいます。

Q インタビューデータを収集するときの研究者の態度について留意すべき点はどんなことでしょうか?

A 話し手と共働して、話し手の体験や考えを成文化するわけですから、まず、自分は収集者なのだと意識することと、話や話し手に先入観をもたないこと、そして、自分が話すのではなく、相手の話を聞く姿勢が大切だと思います。同時に、話し手の意図をとらえてわかりやすい言葉におきかえたり、話を引きだすという役割を担うことも忘れてはいけないと思います。また、話し手がなるべくリラックスできるように、静かなプライバシーの守れる場とゆったりとした時間を確保することが重要です。また、インタビューが終わったらそれっきりではなく、きちんとお礼状を出すこと。論文にまとめたら届けるということは礼儀だと思います。

Q なぜ、データ収集と分析が交互におこなわれるのでしょうか? 先にデータ収集を終えてから分析をはじめたほうが効率がいいのではないですか?

A グラウンデッド・セオリー・アプローチの分析作業では、現象に関わるプロパティとディメンションをなるべくたくさん収集することが重要です。そのためには、収集すべきプロパティとディメンションを考えながら進める方が効率が良いので、データを収集したらすぐに分析して、分析の対象とする現象を絞り込むと共に現時点で不足しているプロパティとディメンションを知ろうとします。それによって次に集めるべきデータを特定できるからです。このように分析をするごとに収集の方向を定めながら進んでいくわけですから、収集と分析は交互におこなったほうがよいと考えられています。[5]

Q データにそぐわない不適切な概念名が使われた論文を見かけることがありますが、問題ではありませんか？

A たしかに、かっこいいけれどデータとはまったくかけ離れた名前が使われていることがあります。これでは、概念（ラベル、カテゴリー）に名前をつけたことにはなりません。「データを無視した概念名を平気で使う」という批判が生じても当たり前です。くわえて、概念名が不適切では、当然のことながら、よい理論などつくれるはずがありません。

概念に適切な名前をつけるためにも、データをきちんと読み込み、プロパティとディメンションをたくさんあげて、どんな名前がふさわしいのかをじっくりと検討することが大切だと思います。また、いったん概念名をつけたら、データに戻って確認することも重要です。[6]

[5]「5－5　交互におこなうデータ収集と分析」参照。

[6]「4－3　概念の把握」参照。

Q プロパティとディメンションは、いったい何の役に立つのでしょうか？

A プロパティとディメンションはグラウンデッド・セオリー・アプローチの中心となるものです。まず、概念をデータから抽出する土台となります。次にカテゴリーの正体を突き止める手助けをします。さらに、カテゴリー同士を関連づけるときにも使います[7]。

他の用途としては、プロパティから見たときのディメンションを比較することで、事例ごとの特徴をとらえることができます。また、プロパティとディメンションによってプロセスのパターンを見いだし、ディメンションの変化にともなうパターンの変化を把握することもできます。

もちろん、プロパティとディメンションによって、データから概念（カテゴリー）を抽出した根拠を説明することもできます。

[7]「4-2 プロパティとディメンションの役割」参照。

Q ラベル名のつけ方、プロパティやディメンションのあげ方が難しいのですが、どうしたらいいでしょうか？

A 最初からかっこいいラベル名をつけようと、高望みをしていませんか？ かっこ悪い名前でも、データの内容に即したものであればよいのです。プロパティとディメンションについても、適切なラベル名とカテゴリー名がつき、カテゴリー間の関連が十分に把握できるという終局をむかえることを助けるようなものであれば十分です。ともかく、はじめのうちはなんでもたくさんあげてみる練習を続けましょう。その中にはラベルやカテゴリーを特徴づけるために重要なものと、そうでもないものとが混ざっていると思いますが、何回か経験を積むうちに、条件反射のように、重要なプロパティとディメンションをたくさんあげることができるようになると思います。

Q 対象が複数なのに一つのプロセスだけが報告されているように思える論文が多いのですが、よいのでしょうか。

A たしかに、対象者は複数なのに、あたかも一事例だけを分析したような不思議な論文が多すぎます。世の中にはいろいろな考え方の人が生存しているはずですし、同じ人でも時期が違えば異なる経験をします。一プロセスしかない現象など考えにくいと思います。いったん理論ができあがったら、プロセスのバリエーションが十分に把握できているのかを確認することは、とても重要だと思います。

Q 分析の際には、自分のテーマをはっきりさせて、データの文脈を把握することがとても重要だと思います。それなのに、なぜ切片化をして文脈から切り離すのでしょうか。そんなことをしたら、文脈がバラバラになってテーマからはずれてしまいそうで不安です。

A はじめから自分のテーマにしばられてデータを集めたり分析するのでは、もともと想像していた以上の結果にたどり着けなくなってしまいます。自分のテーマや見方にとらわれず、多角的な見方をするためには、いったんデータを文脈から切り離して分析することが必要です。これは、簡単なようでなかなか難しいことなので、グラウンデッド・セオリー・アプローチでは切片化[8]という技法を用います。

心配には及びません。後でパラダイムやカテゴリー関連図を使って、概念を文脈の中に位置づけることになります。[9] ただし、自分で勝手に思い描いていたテーマ通りの結果に落ちつくことは期待しないでください（それでは新しい知見になりません）。

[8]「3－3 データの切片化」

[9]「6－1 カテゴリーの関連づけ」参照。

Q 切片化はデータ全体にわたっておこなうのでしょうか？ もしそうなら、多大な時間がかかってしまいます。

A 切片化はデータ全体に対しておこないます。そうしないと大切な部分をもらしてしまう可能性が生じるからです。しかし、内容ごとに一つの切片をつくりますから、データのリッチさの度合いによって小さな切片になったり、大きな切片になったりすると思います。これによって重要な部分は細かく、そうでない部分は大きくと、分析の細かさにメリハリがつくはずです。

Q 理論的比較はおこなわなければならないのでしょうか？　時間がかかる割に役に立たないと思うのですが。

A グラウンデッド・セオリー・アプローチでは、プロパティとディメンションを増やすことが重要です。理論的比較の目的は、データと分析者のアイデアとをぶつけることによって、プロパティ候補をあげることにあります。候補をあげても、実際にデータに出てこない限りは単なるアイデアにすぎず、分析の結果としては使えないために、「役に立たない」とおっしゃっているのかもしれませんね。しかし、理論的比較によってプロパティ候補を出したうえで、網を張ってデータ収集することによって、プロパティとディメンションが増える速度は倍増します。そう考えると、理論的比較をおこなうことは効果的だということになります。[10]

Q カテゴリー関連図に含まれないカテゴリーもあるのでしょうか？

A カテゴリー関連図は、ある現象をとらえるためにカテゴリー同士の関係を見るも

[10]「5－2（2）理論的比較」参照。

のですから、どの現象にも関係のないカテゴリーであれば含まれません。[11]

Q 論文の中には、最終的に示される理論があまりにも平凡で、新しい発見があったとはとても思えないものも多いように思いますが、どうでしょうか?

A 残念ながら、ご指摘のとおりです。最終的にできあがる理論が、すでに明らかにされているものと同じでは、発表する意味がありません。オリジナルで、論理的で、緻密で、かつ対象にした現象を十分に説明できる理論を提案することが重要だと思います。

Q 理論的サンプリングをおこなっても、ほしいサンプルがなかなか得られず、飽和に達しにくいということもあるのではないでしょうか?

A 当然です。本文中にも書きましたが、対象者候補になる人の数自体が少ない研究も多いと思います。しかも、質的研究方法では相手の時間を拘束しますし、プライバシーの問題もあり、誰もがよろこんで対象になってくれるわけではありません。そういう中で、さらに理論的サンプリングなどと言っても、あまり現実味がないこともあるでしょう。ストラウス先生もおっしゃっていましたが、「可能な範囲」で考えるしかないのではないでしょうか。[12]

[11]「6-1 カテゴリーの関連づけ」参照。

[12]「5-4 理論的サンプリングと理論的飽和」参照。

Q 論文のタイトルには、研究計画を立てたときの研究テーマを使うのでしょうか？

A グラウンデッド・セオリー・アプローチでは、データ収集をはじめる前には大まかなテーマしか設定しませんから、それがそのまま最終的なテーマになることはふつうはありません。通常、分析の結果出てきた現象の中心となるカテゴリー（現象名）をタイトルにし、説明を補足するためにサブタイトルをつけます。

Q 学生の分析を指導するときに、具体的にどうなさっているか教えてください。

A ゼミを中心に指導しています。その方が効果があると考えているからです。まず、春学期の前半に初心者レベルのゼミをおこないデータ収集と分析の基礎を教えたうえで、春学期の後半にはデータ収集とデータ分析のトレーニングをおこなっています。データ分析のトレーニングの中では、自分のバイアスを取り除き、データに向き合う訓練をします。そして、データの内容と一致したラベル名をつけられるか、カテゴリーの抽出は適切か、適切なカテゴリー名がつけられるかを確認します。

秋学期の中級レベルのゼミでは、学生が収集したデータを分析します。2コマ（3時間）のゼミの前半には収集されたデータの検討を、後半には分析の検討をおこないます。担当者はデータを事前に参加者に配布し、参加者はあらかじめ自分で分析した結果を持ちより討論します。

学生たちは、事前に自分たちで勉強会をおこなったりもしますので、秋学期のゼミが終わるころにはかなり腕をあげます。そして、さらに学びを深めたい人は次の年もゼミに出席します。また、ゼミと並行して、必要な時に私の個別指導を受けに来ています。

おわりに

１９９４年のおわりにアメリカから帰国して以来、学生や若い研究者たちといろいろな形で質的研究のゼミを続けて来ました。それは、学生時代に経験したストラウス先生のゼミがおもしろかったからです。

お目にかかったころ、先生はすでにカリフォルニア大学サンフランシスコ校を定年退職され、週１回だけ博士課程の「質的研究法：上級クラス」をボランテイアで教えておられました。すでに70歳を超え、にこにことした、失礼ながら「小さくてかわいいおじいちゃん」でしたが、分析の見事さは圧巻でした。先生のシャープさは亡くなる２週間前にコンサルテーションを受けたときにもご健在でした。じつは、本書の写真はその時に写したものです。

ロシアンヒルにあった、小さめながらセンスの良い２階建ての先生のお宅には、ミロをはじめとするミッドセンチュリーの絵画やオブジェが所狭しと飾ってあり、さながら美術館のようでした。グランドピアノには、いつもベートーベンやモーツアルトの楽譜がおいてありました。先生はコンテンポラリーの舞台芸術にも関心をもたれ、たまたまその領域で働いている夫の話をいつも興味深げに聞いておられました。ダンスや歌舞伎をご一緒したときには、その博識ぶりに驚かされたものです。さらに、ＡＣＬＵ（American Civil Liberties Union全米市民的自由連合）への援助にも熱心な方でした。このような多方面にわたるご関心とゆたかな感性が、先生のデータ分析をふくらみのあるものにしているように感じました。

グラウンデッド・セオリーに関してのもう一人の師であるジュリー先生（Dr. Juliet Corbin）には、とくにストラウス先生が亡くなった後、なんどもブラッシュアップの機会をあたえていただきました。日本講演でご覧になった方も少なくないでしょうが、きめ細やかな心遣いをなさるおしゃれな女性で、オペラの熱狂的なファンです。しかし、一方で、ジム通いやアウトドア・スポーツに熱心な、いわゆる典型的カリフォルニアンでもあります。

本書の第1版の約3分の1は、タホ湖畔にあるジュリー先生の別荘で執筆したものでした。偶然ながら、今私は半年間のサバティカルを利用して、再度この別荘にいます。じつは、今回の改訂はサバティカルに入る前に終わるはずでしたが、だめもとで依頼した新しいフィールドでのデータ収集が幸運にも許可され、この機を逃すと永久にデータ収集ができないかもしれないと優先してしまいました。そのため、本書は後回しになってしまい、ふりだしのタホ湖に戻って完成することができたわけです。こんなアテにならない筆者をあたたかく見守ってくださった新曜社の塩浦暲社長には心から感謝いたします。

さいごに、法政大学社会学部の水野節夫先生には、とくに日本に戻ってからグラウンデッド・セオリーに関するたくさんのアドバイスをいただきました。この場をかりてお礼を申し上げます。

振り返れば、四半世紀前にグラウンデッド・セオリー・アプローチを学び、2005年から上梓させていただいた5冊の本のうちの3冊は、すでに第2版になりました。どれも同じように見えるかもしれませんが、それぞれの本の役割は明確に異なっています。まず、本書はグラウンデッド・セオリー・アプローチの骨子を示した入門書です。本書をお読みいただければ、グラウンデッド・セオリー・アプローチの特長や目指すもの、分析の進め方がおわかりになると思います。

その上で、質的研究法を初めて学ぶ学生のゼミの様子を紹介した『質的研究法ゼミナール：グラウンデッド・セオリー・アプローチを学ぶ（第2版）』（医学書院 2013）で、具体的に技法の基礎を学んでいただき、続いて、自分でデータを分析し、答え合わせをするというワークブック形式の『グラウンデッド・セオリー・アプローチ：分析ワークブック（第2版）』（日本看護協会出版会 2014）を使ってデータ分析を体験していただきたいと思います。

最後に、中級者用の参考書にあたる『実践 グラウンデッド・セオリー・アプローチ：現象をとらえる』（新曜社 2008）をお読みいただければ、グラウンデッド・セオリー・アプローチを使いこなすことができるはずです。

以上は分析法について書いた本ですが、じつは質的研究で一番重要なものはデータです。どのような分析法を使うのかによってふさわしいデータは異なるので、グラウンデッド・セオリー・アプローチに特化したデータ収集法について、『グラウンデッド・セオリー・アプローチを用いたデータ収集法』（新曜社 2014）を書かせていただきました。

それぞれニーズや経験に応じて、これらの本も参考にして頂けたら幸いです。

２０１６年皐月

戈木クレイグヒル 滋子

索　引

■ た行

■ な行

■ は行

■ ま行

■ や行

■ ら行

文　献

Blumer H., 1969, *Symbolic Interactionism: Perspective and Method*, Prentice Hall.（後藤将之訳 1991『シンボリック相互作用論――パースペクティヴと方法』勁草書房）

Chamaz, K., 2006, *Constructing Grounded Theory: A Practical Guide through Qualitative Analysis* (Introducing Qualitative Methods series), SAGE.（抱井尚子・末田清子監訳 2008『グラウンデッド・セオリーの構築――社会構成主義からの挑戦』ナカニシヤ出版）

Chamaz, K., 2014, *Constructing Grounded Theory* (Introducing Qualitative Methods series) 2nd version, SAGE.

Clarke, A.E., Friese, C., Washburn, R., 2015, *Situational Analysis in Practice: Mapping Research with Grounded Theory*, Left Coast Press.

Corbin, J. & Strauss, A., 2015, *Basics of Qualitative Research: Techniques and Procedures for Developing Grounded Theory*, 4th ed., SAGE.

Glaser, B., 1978, *Theoretical Sensitivity: Advances in the Methodology of Grounded Theory*, The Sociology Press.

Glaser, B., 1992, *Basics of Grounded Theory Analysis: Emergence vs. Forcing*, The Sociology Press.

Glaser, B., 2008, *Doing Quantitative Grounded Theory*, The Sociology Press.

Glaser, B. & Strauss, A. L., 1967, *The Discovery of Grounded Theory: Strategies for Qualitative Research*, Aldine.（後藤隆・大出春江・水野節夫訳 1996『データ対話型理論の発見――調査からいかに理論をうみだすか』新曜社）

Janesick, V. J., 2015, *"Stretching" Exercises for Qualitative Researchers*, 4th ed., SAGE.

木下康仁 1999『グラウンデッド・セオリー・アプローチ――質的実証研究の再生』弘文堂

木下康仁 2003『グラウンデッド・セオリー・アプローチの実践――質的研究への誘い』弘文堂

木下康仁 2007『ライブ講義　M- G T A 実践的質的研究法――修正版グラウンデッド・セオリー・アプローチのすべて』弘文堂

木下康仁 2014『グラウンデッド・セオリー論』弘文堂

水野節夫 2005「〈二重のワナ〉と『質的研究の基礎――グラウンデッド・セオリー開発の技法と手順　第２版』」看護研究, 327-331.

戈木クレイグヒル滋子 2008『実践グラウンデッド・セオリー・アプローチ――現象をとらえる』新曜社

戈木クレイグヒル滋子編 2010『グラウンデッド・セオリー・アプローチ――実践ワークブック』日本看護協会出版会

戈木クレイグヒル滋子編 2013『質的研究法ゼミナール――グラウンデッド・セオリー・アプローチを学ぶ 第２版』医学書院

戈木クレイグヒル滋子編集 2014『グラウンデッド・セオリー・アプローチ――分析ワークブック 第２版』日本看護協会出版会

戈木クレイグヒル滋子編著 2014『グラウンデッド・セオリー・アプローチを用いたデータ収集法』新曜社
戈木クレイグヒル滋子・三戸由恵・畑中めぐみ 2008「情報の共有——小児がんの子どもへの医療面談」『質的心理学研究 7 号』pp.225-239.
Strauss, A., 1987, *Qualitative Analysis for Social Scientists*, Cambridge University Press.

著者紹介

戈木《さいき》クレイグヒル滋子《しげこ》 (Shigeko Saiki-Craighill)

慶應義塾大学名誉教授

1994年カリフォルニア大学サンフランシスコ校（UCSF）看護学部博士後期課程修了。看護学博士。

主著に『闘いの軌跡 ── 小児がんによる子どもの喪失と母親の成長』（川島書店、1999年）、『実践グラウンデッド・セオリー・アプローチ ── 現象をとらえる』（新曜社，2008年）、『質的研究法ゼミナール ── グラウンデッド・セオリー・アプローチを学ぶ（第2版）』（医学書院，2013年）、『グラウンデッド・セオリー・アプローチを用いたデータ収集法』（新曜社，2014年）、『グラウンデッド・セオリー・アプローチ ── 分析ワークブック（第2版）』（日本看護協会出版会，2014年）

共著に『質的心理学講座第2巻 人生と病いの語り』(東京大学出版会,2008年)、『Routledge International Handbook of Qualitative Nursing Research』（Routledge，2013年）など。

新曜社

ワードマップ

グラウンデッド・セオリー・アプローチ 改訂版

理論を生みだすまで

初版第1刷発行 2016年7月15日

初版第6刷発行 2023年3月15日

著 者 戈木クレイグヒル 滋子

発行者 塩浦 暲

発行所 株式会社 新曜社

101-0051 東京都千代田区神田神保町3－9

電話 (03)3264-4973(代)・FAX (03)3239-2958

e-mail : info@shin-yo-sha.co.jp

URL : https://www.shin-yo-sha.co.jp

組版所 Katzen House

印 刷 新日本印刷

製 本 積信堂

ISBN978-4-7885-1484-3 C1036